U0251713

玻尿酸注射美容
实　践

编　著：王晓斌　吴　煜
总策划：李　海
摄　影：陈　佳

北方联合出版传媒（集团）股份有限公司
辽宁科学技术出版社
·沈　阳·

图书在版编目 (CIP) 数据

玻尿酸注射美容实践 / 王晓斌，吴煜编著 .— 沈阳：
辽宁科学技术出版社，2022.6
ISBN 978-7-5591-2454-8

Ⅰ.①玻… Ⅱ.①王… ②吴… Ⅲ.①透明质酸酶—
注射—美容术 Ⅳ.① R622

中国版本图书馆 CIP 数据核字（2022）第 044430 号

出版发行：辽宁科学技术出版社
　　　　　（地址：沈阳市和平区十一纬路 25 号　邮编：110003）
印 刷 者：辽宁新华印务有限公司
经 销 者：各地新华书店
幅面尺寸：210mm×285mm
印　　张：10.75
字　　数：200 千字
插　　页：4
出版时间：2022 年 6 月第 1 版
印刷时间：2022 年 6 月第 1 次印刷
责任编辑：凌　敏
封面设计：魔杰设计
版式设计：袁　舒
责任校对：栗　勇

书　　号：ISBN 978-7-5591-2454-8
定　　价：128.00 元

联系电话：024-23284363
邮购热线：024-23284502
E-mail:lingmin19@163.com
http://www.lnkj.com.cn

总策划

李　海　四川美莱医学美容医院

参编者（以姓氏笔画为序）

王　更　四川美莱医学美容医院

王晓斌　四川美莱医学美容医院

包　奎　包氏祎美整形集团深圳总院

刘昭政　四川美莱医学美容医院

李建辉　四川美莱医学美容医院

吴　煜　四川美莱医学美容医院（现艺星医疗美容集团）

郭阳军　四川美莱医学美容医院

摄　影

陈　佳　四川美莱医学美容医院

序1
PREFACE

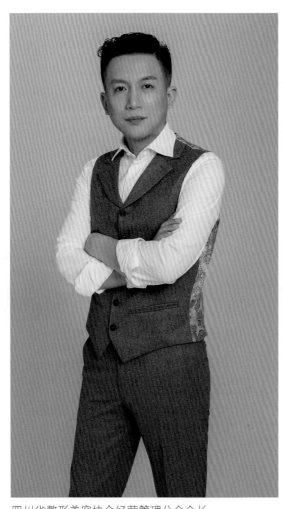

四川省整形美容协会经营管理分会会长
四川美莱医学美容医院总经理

医学美容在国内算是一个年轻的行业，市场需求旺盛、发展迅猛。作为一名医美从业者，我对这个朝阳行业充满热情与希望，同时也满怀审慎与敬畏！因为过于迅速的发展，往往需要更细致入微的专注，才能在保障安全的前提下为客人提供满意的效果。在大量开展无创注射业务前，我院购买了两具新鲜的尸头（通过合法渠道），请解剖教授现场解剖演示，对我院医生关于面部精细化解剖熟悉度进行实践与考核，确保医疗安全。

对于年轻的行业，发展业务的核心引擎就是创新，但创新的前提是要有扎实的基础！为此，我院无创技术院长王晓斌主动请缨，对各个部位的无创注射基本操作进行一个归纳，由吴煜医生以图文并茂的形式编撰成册。此书是我院两位热心医生的一个阶段性归纳与总结，作为一本工具书仅供同行参考。

我们相信，市场需求会进一步推进医美行业无创注射技术的发展，高水平的无创注射不仅仅需要技术过硬，更需要有理念创新，对技术进行灵活运用，才能不断迎合时代变幻莫测的审美潮流！我们希望有更多的技术交流和理念交流，请同行业者多指导！

在此感谢王晓斌医生和吴煜医生。

李海

序2
PREFACE

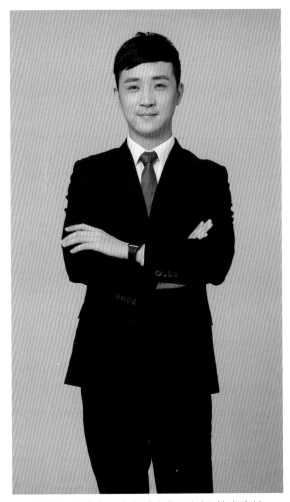

四川美莱医学美容医院非手术中心主任 技术院长

四川省美容整形协会理事

2020年度"医美之都"杰出贡献医生

乔雅登、海魅等玻尿酸品牌高级注射导师及指定注射医生

时间飞逝，转瞬之间从本人进入医疗美容行业已过 14 载。2008 年对所有国人都是记忆深刻的一年，而对四川人更是如此，这一年也是本人初识医疗美容的原年。经历行业各方前辈的悉心传导，自己十几年的摸爬滚打，我深知医疗美容医生初入临床的无措，同时也感恩于前辈、同行的技术分享；感恩本人赶上了我国医疗美容高速发展的 10 年。回想本人初入时几乎把市场上能买的注射美容类书籍都收入书架，苦于十多年前此类书籍对临床实战提升不大。当时的我多么希望能有一本快速提高注射手法、技巧的实践图书。经历十几年每日几十例的临床注射经验的积累，我想把自己的小技巧与手法分享给年轻医生，奈何本人才疏学浅，迟迟未下笔。今有幸遇到吴煜医生，由本人操作，吴医生记录、总结，科室其他医生无私分享心得，才有了这本《玻尿酸注射美容实践》，本书以图片的形式收集了临床最常见的注射部位、注射手法技巧及推荐使用的玻尿酸品牌，希望能对年轻医生有所帮助。

王晓斌

序 3
PREFACE

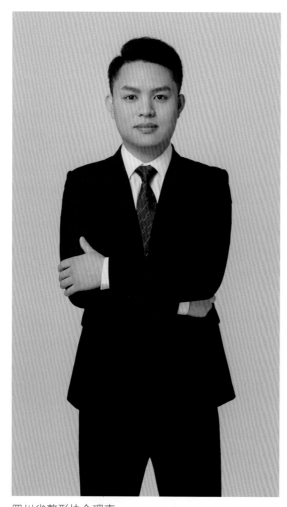

四川省整形协会理事

四川省整形协会微整形分会理事

发表核心期刊文章4篇，参研国家自然科学基金、省部级课题4项

乔雅登、宝尼达、海魅等玻尿酸品牌指定注射医生

2019年从成都医学院硕士研究生毕业后，我进入美莱医学美容医院工作。在美莱开始了较系统的整形美容学习，后来机缘巧合成了一名注射美容科医生。为了让自己进步更快，我喜欢阅读国内外整形外科、注射美容方面的书籍及文献，从中也是获益匪浅。当时成都医学院图书馆的馆藏图书丰富，经常会上架最新的整形美容书籍，我还经常回学校借书看。但市面上的书籍大多是以解剖、文字性的内容为主，实战性、可读性特别强的书籍并不多。

最近几年，轻医美发展迅猛，很多医生都开始从外科或皮肤科转到注射美容科。有一部分医生可能没有进行过系统的注射美容方面的培训。但注射美容科作为医美领域里面风险最高的一个科室，在这种情况下进行医疗活动，对医生是一个挑战，对求美者来说更是增加了几分风险。作为一名年轻医生，我很喜欢和实战经验丰富的医生交流，他们长期的临床经验往往能够派上用场。后来我和王晓斌院长交流后，他也愿意把自己的经验分享出来，李海总经理听说我们的想法后，也特别支持我们的工作。经过多次沟通后，我们决定编写一本以实战为主、可读性很强的玻尿酸注射图书，能够让刚入行的年轻医生迅速成长起来，也可以少走一些弯路。工作越久，越发现作为一名注射美容科医生，每个人的注射手法都不一样，对美的理解也不一样。书中的观点也是多年注射实战的一些经验总结。由于才疏学浅，书中难免有不足之处，还请大家多批评指正。

最后，感谢所有为此书出版辛勤付出的同事及朋友们！

吴煜

目 录
CONTENTS

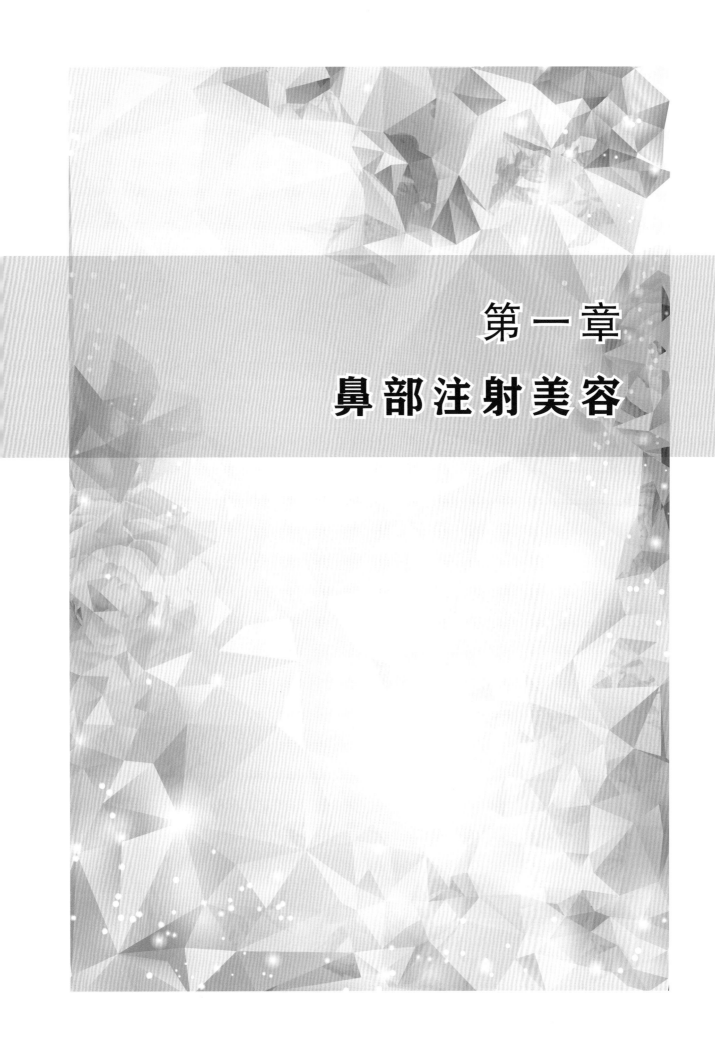

第一章
鼻部注射美容

求美者的选择

既往进行过隆鼻手术并且假体已取出的求美者，鼻部血管异常复杂，发生栓塞的风险极高，要谨慎进行玻尿酸注射。

鼻综合整形术后的求美者，一般鼻尖有肋软骨或耳软骨，异常吻合的血管较多，并且鼻尖皮肤薄、张力大，鼻尖注射风险极高，鼻尖要进行极少量注射或不进行注射。用手感觉鼻尖皮肤张力及软组织的情况，有注射空间时，可注射极少量玻尿酸。

填充剂的选择

由于此处需要有不容易移位、不透光等特性的产品，首选爱贝芙（胶原蛋白）、宝尼达（玻尿酸）等材料进行填充。针对玻尿酸，可选择支撑性好、塑形性强的填充剂，如乔雅登丰颜、乔雅登极致、海魅、艾莉薇、致美等。

注射方法图解

进针点：在鼻尖下小叶中间处进针。辅助手捏住鼻尖下小叶，根据钝针大小，选择用 1mL 或 5mL 针头进行破皮（**图 1-1-A**）。

针头的选择：选择 23G（蓝色）或 25G（橙色）的钝针。

钝针进针时，注射手的小拇指可以在下颏处找到支撑点，辅助手捏住鼻尖，方便进针（**图 1-1-B**）。

钝针前端到达鼻根注射点位时，采用退行性方法推注。辅助手捏住鼻背两侧，既可感受注射剂量的多少，又能防止填充剂移位。注射少量填充剂后，可先塑形进行观察。不够时，再进行补充（**图 1-1-C~ 图 1-1-F**）。

既往用肋软骨或耳软骨行鼻尖成形术的求美者，鼻尖张力大，注射时较疼痛（**图 1-1-G**）。

对于初次做鼻整形术（初鼻）的求美者，行鼻尖注射时，疼痛感要小得多（**图 1-1-H**）。

对于鼻小柱退缩或鼻尖下旋的求美者，可行鼻小柱注射。改善其退缩或鼻尖下旋的情况（**图 1-1-I**）。

对于鼻翼缘退缩明显的求美者，不管既往是否用耳软骨或肋软骨做过鼻翼缘矫正，均可用爱贝芙填充鼻翼缘缺损部位，改善求美者鼻翼缘退缩的情况。注射时，辅助手捏住鼻翼缘缺损处，感受张力大小（**图 1-1-J~ 图 1-1-L**）。

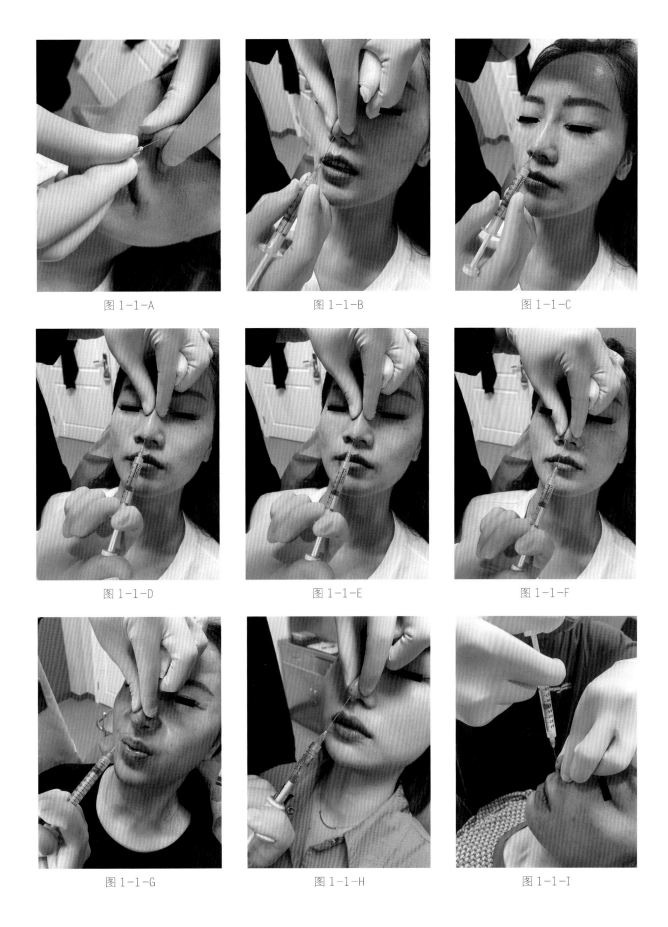

图 1-1-A

图 1-1-B

图 1-1-C

图 1-1-D

图 1-1-E

图 1-1-F

图 1-1-G

图 1-1-H

图 1-1-I

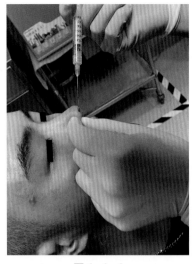
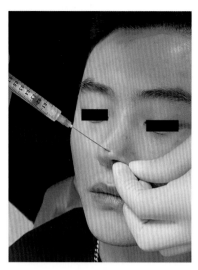
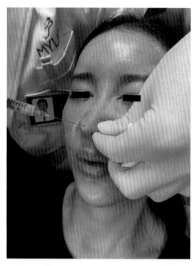

图 1-1-J　　　　　　　　　　图 1-1-K　　　　　　　　　　图 1-1-L

操作步骤

术前评估：求美者既往有无假体隆鼻术或鼻部填充史。从正位、侧位、基底位评估鼻部情况。

消毒：用施乐氏进行消毒，鼻部有膨体或软骨时用碘伏消毒。

麻醉：在玻尿酸中加入少许麻药，钝针内充满麻药即可。

注射层次：骨膜上或皮下脂肪层。

注射量：一般不超过 1mL。

注意事项

（1）对于有驼峰鼻的求美者，钝针穿过驼峰位置时，可先捏起头侧的软组织，保证钝针走行层次较深。

（2）对于鼻部皮肤较紧、张力较大、无鼻部手术史的求美者，注射剂量也不能偏多。

（3）对于假体隆鼻术后的求美者，皮肤整体张力较大，注射剂量尽量偏少。

（4）假体隆鼻术后的求美者，在注射鼻背时，注射层次在假体上。

（5）注射鼻根时，位置不可过高，剂量不能太多。尤其是额头较平的求美者，鼻根处注射剂量要更少。

（6）以前注射过玻尿酸的求美者，第二次注射时层次要浅，否则更容易变宽。

（7）对于初鼻求美者，注射层次深浅结合，形态更好看，也不容易变宽。

（8）对于鼻骨发育差，鼻背特别低平的求美者，鼻根、鼻背不建议注射较多的玻尿酸，不要超过 1mL，以免后期变宽。

（9）有鼻假体的求美者，必须选择爱贝芙，或稳定性好的玻尿酸如乔雅登，以免后期肿胀引起假体感染。

（10）鼻小柱注射时，钝针与内侧脚间平行，垂直抵到鼻棘后注射 0.2mL 做支撑，再退行性注射，可适当改善鼻唇角的角度。

案例展示

案例一：

该求美者鼻部为第一次注射，求美者要求鼻部有比较自然的效果。此次选用爱贝芙 0.5mL 注射鼻部，嗨体熊猫针 1 支注射填充泪沟，左右各 0.5mL。术前照片：**图 1-2-A~ 图 1-2-E**，术后照片：**图 1-2-F~ 图 1-2-J**。

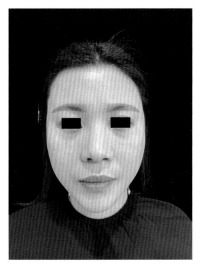
图 1-2-A　术前

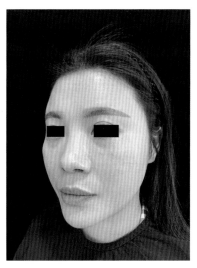
图 1-2-B　术前

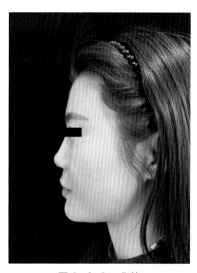
图 1-2-C　术前

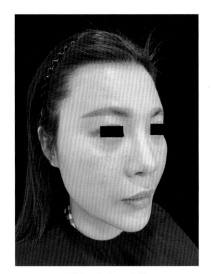
图 1-2-D　术前

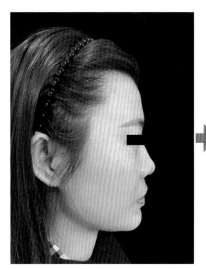
图 1-2-E　术前

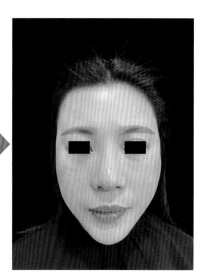
图 1-2-F　术后

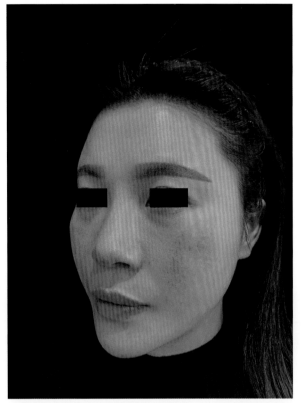

图 1-2-G 术后

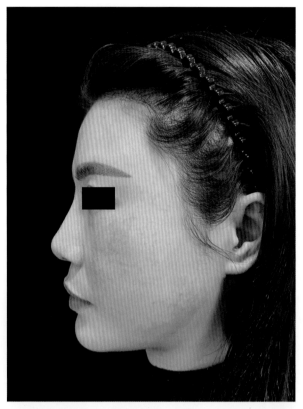

图 1-2-H 术后

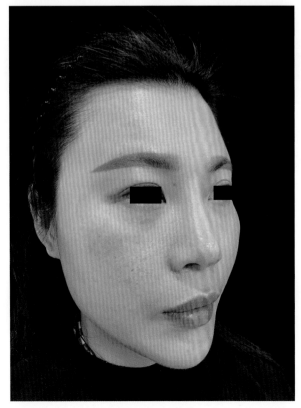

图 1-2-I 术后

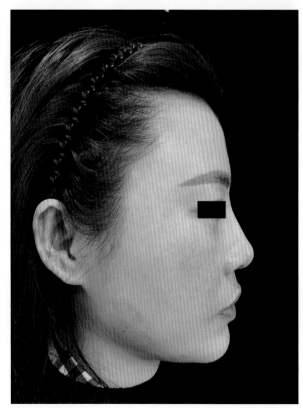

图 1-2-J 术后

案例二：

　　该求美者 2015 年在我院用伊婉 1mL 注射填充过鼻部。此次选择用海魅 1mL 注射填充鼻部。术前照片：**图 1-3-A~图 1-3-D**。术后照片：**图 1-3-E~ 图 1-3-H**。

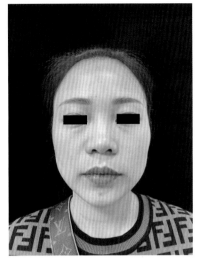

图 1-3-A　术前

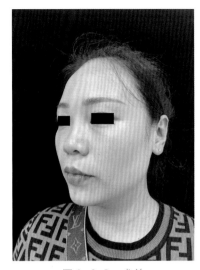

图 1-3-B　术前

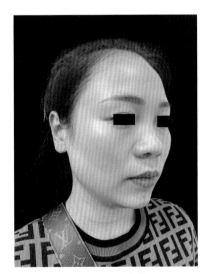

图 1-3-C　术前

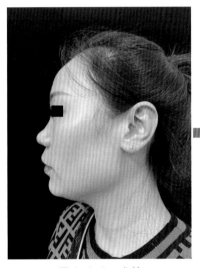

图 1-3-D　术前

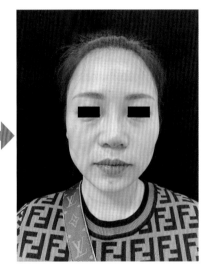

图 1-3-E　术后

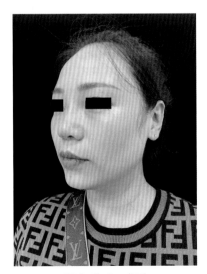

图 1-3-F　术后

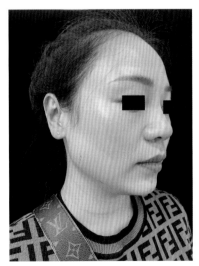

图 1-3-G　术后

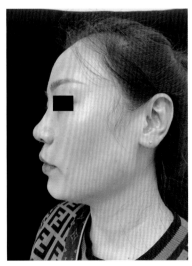

图 1-3-H　术后

案例三：

该求美者 2020 年曾在我院选用宝尼达 1 支注射填充过鼻部，此次补充注射宝尼达 1 支。术前照片：**图 1-4-A~ 图 1-4-E**。术后照片：**图 1-4-F~ 图 1-4-J**。

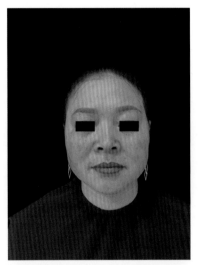

图 1-4-A　术前

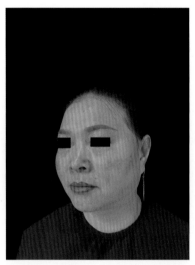

图 1-4-B　术前

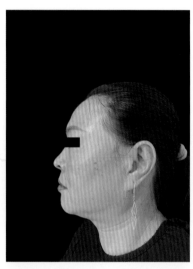

图 1-4-C　术前

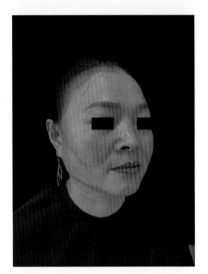

图 1-4-D　术前

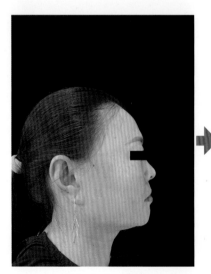

图 1-4-E　术前

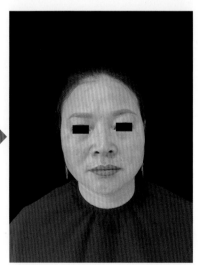

图 1-4-F　术后

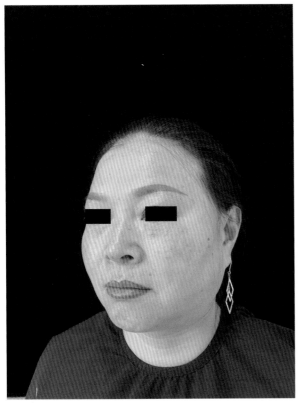

图 1-4-G 术后

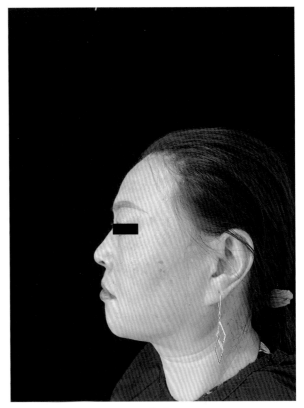

图 1-4-H 术后

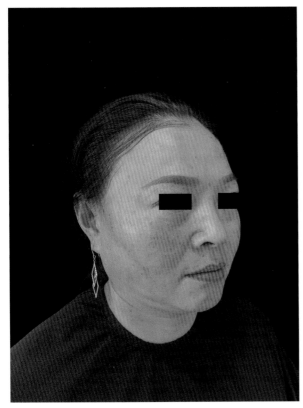

图 1-4-I 术后

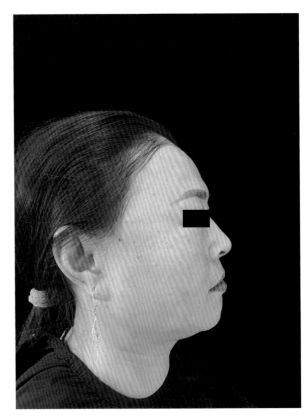

图 1-4-J 术后

案例四：

该求美者既往在外院做过 4 次隆鼻手术，使用了包括耳软骨、肋软骨、异体骨等材料。鼻部无注射填充史。此次选用爱贝芙 1 支注射填充鼻部。左右各 0.2mL 调整鼻翼缘的退缩（**图 1-5-J**）。鼻尖张力很大，0.1mL 调整鼻尖（**图 1-5-K**）。术前照片：**图 1-5-A~ 图 1-5-E**。术后照片：**图 1-5-F~ 图 1-5-I**。

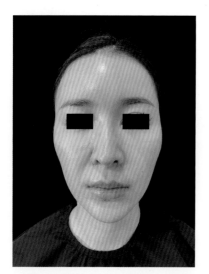

图 1-5-A　术前

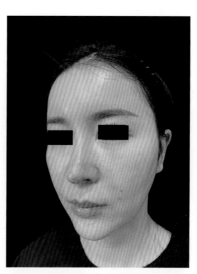

图 1-5-B　术前

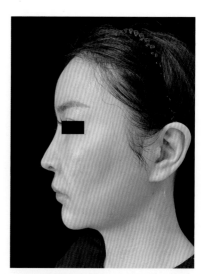

图 1-5-C　术前

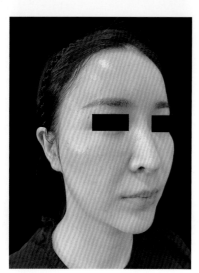

图 1-5-D　术前

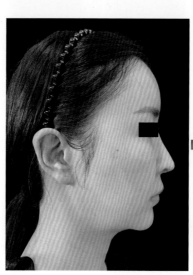

图 1-5-E　术前

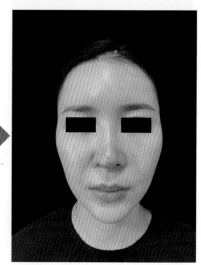

图 1-5-F　术后

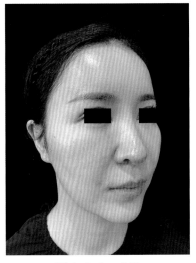

图 1-5-G 术后

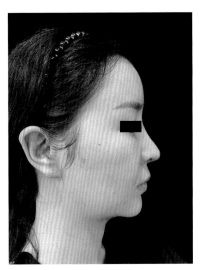

图 1-5-H 术后

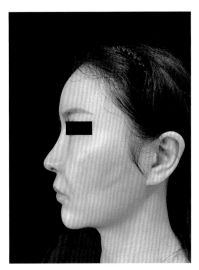

图 1-5-I 术后

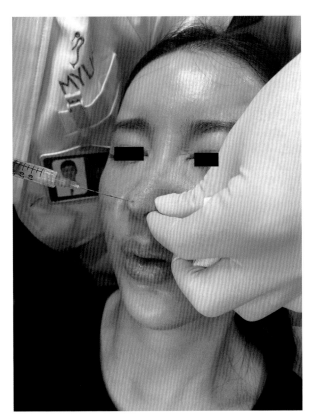

图 1-5-J 术后

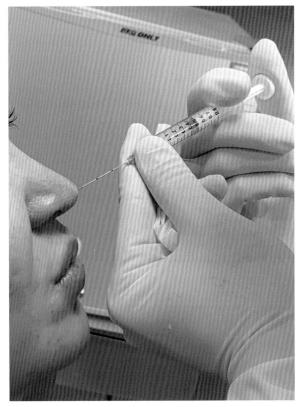

图 1-5-K 术后

案例五：

该求美者既往唇部注射过玻尿酸。鼻部为第一次注射。此次选用乔雅登极致 1 支注射鼻部，乔雅登极致 1 支注射下颏。术前照片：**图 1-6-A~ 图 1-6-C**。术后照片：**图 1-6-D~ 图 1-6-F**。

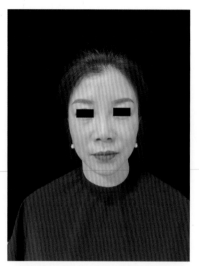

图 1-6-A　术前

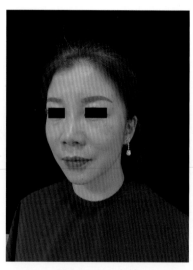

图 1-6-B　术前

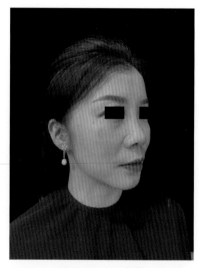

图 1-6-C　术前

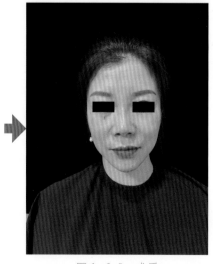

图 1-6-D　术后

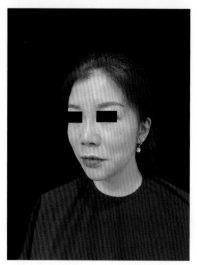

图 1-6-E　术后

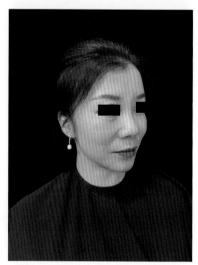

图 1-6-F　术后

案例六：

该求美者 2016 年在我院选用瑞蓝 1mL 注射填充鼻部。2017 年选用乔雅登极致 0.8mL 注射鼻部。2019 年行线雕（快翎线）隆鼻术。2020 年选用乔雅登雅致 0.8mL 注射鼻部。2021 年 2 月选用爱贝芙 0.5mL 注射鼻部。2021 年 5 月选用爱贝芙 0.5mL 注射鼻部。术前照片：**图 1-7-A**、**图 1-7-B**。术后照片：**图 1-7-C~ 图 1-7-F**。

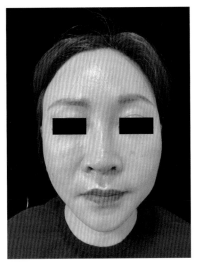

图 1-7-A 术前

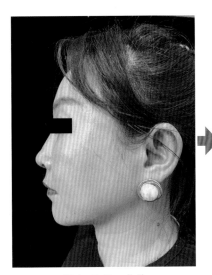

图 1-7-B 术前

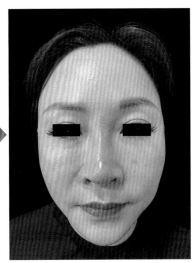

图 1-7-C 术后

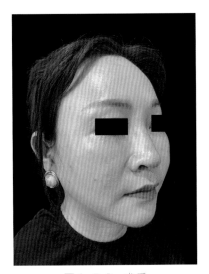

图 1-7-D 术后

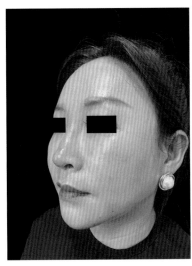

图 1-7-E 术后

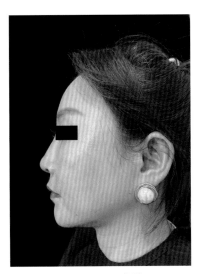

图 1-7-F 术后

案例七：

该求美者既往无玻尿酸注射史。此次用乔雅登丰颜 0.7mL 注射鼻部，剩下 0.3mL 注射下颏。

术前照片：**图 1-8-A~ 图 1-8-E**。术后照片：**图 1-8-F~ 图 1-8-J**。

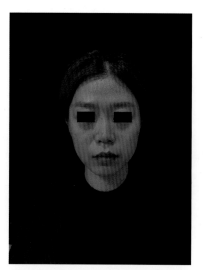

图 1-8-A　术前

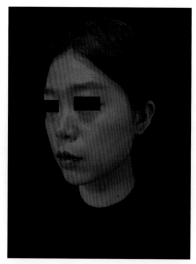

图 1-8-B　术前

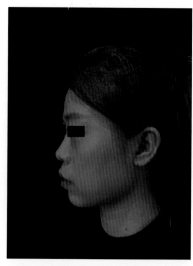

图 1-8-C　术前

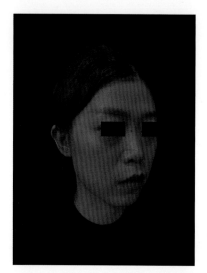

图 1-8-D　术前

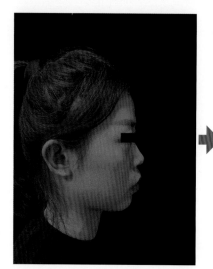

图 1-8-E　术前

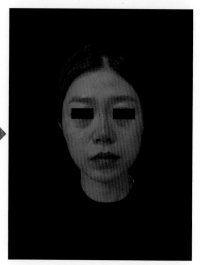

图 1-8-F　术后

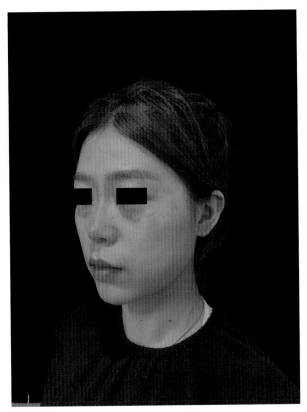

图 1-8-G 术后

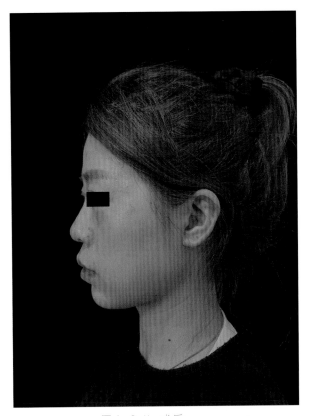

图 1-8-H 术后

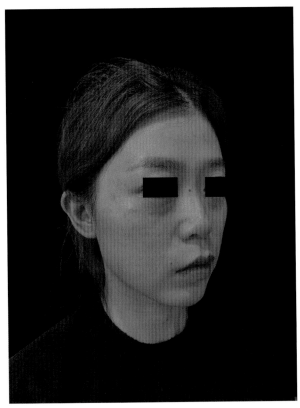

图 1-8-I 术后

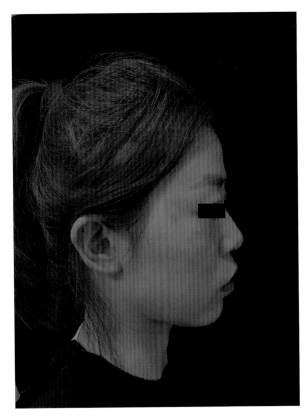

图 1-8-J 术后

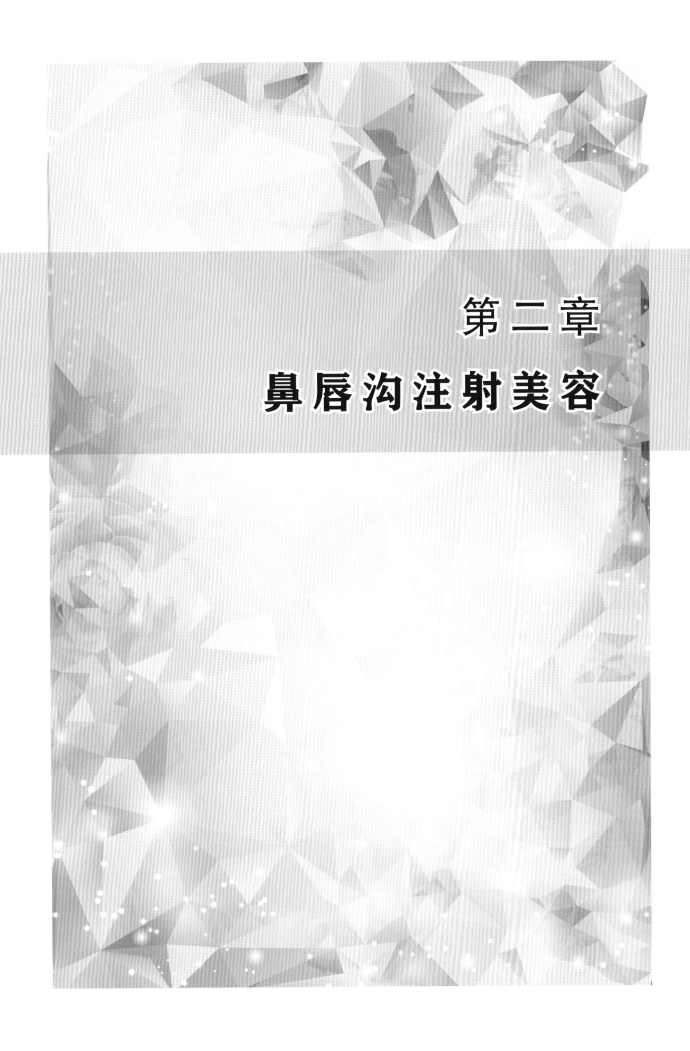

第二章
鼻唇沟注射美容

求美者的选择

（1）鼻基底凹陷或者鼻唇沟较深的求美者。

（2）既往做过鼻基底假体或者用肋软骨填充过鼻基底的求美者，鼻基底深层一般不建议再行玻尿酸填充。

填充剂的选择

鼻基底深层可选择支撑性好、抗移位能力强的材料，可选择爱贝芙、宝尼达、海魅、乔雅登丰颜、乔雅登极致等。针对鼻唇沟浅层填充，可选择乔雅登雅致、娇兰、致美、艾莉薇风尚版等。针对鼻唇沟真性皱纹较深的求美者，可结合使用皮肤中胚层疗法。

注射方法图解

（1）进针点：鼻基底深层注射时，进针点选择在鼻翼旁 3~5mm（**图 2-1-A**、**图 2-1-D**）。鼻唇沟浅层平铺时，进针点选择在口角外侧 1cm、向上 1cm 处或鼻唇沟末端上 1cm（**图 2-1-B**、**图 2-1-E**）。

（2）针头的选择：浅层用 23G 或 25G 的钝针，深层用 27G 的锐针。

（3）破皮针的选择：使用 25G 钝针时，用 1mL 注射器针头进行破皮。使用 23G 钝针时，用 5mL 注射器针头破皮。尽量减小创口。

（4）鼻基底深层填充时，注射操作手的小拇指可在辅助手上寻找支点，保证注射时的稳定性。进针时针尖斜面向内，辅助手食指轻微按压鼻唇沟处，尽可能减少玻尿酸向外扩散（**图 2-1-A**、**图 2-1-D**）。

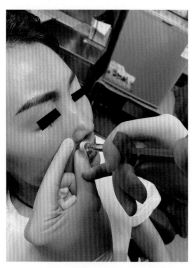 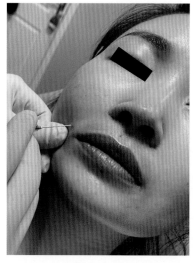 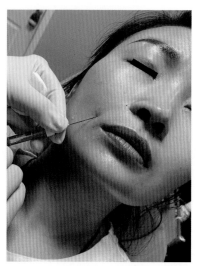

图 2-1-A　　　　　　　　　　图 2-1-B　　　　　　　　　　图 2-1-C

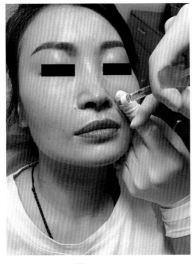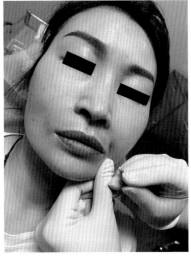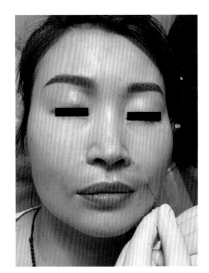

图 2-1-D　　　　　　　　图 2-1-E　　　　　　　　图 2-1-F

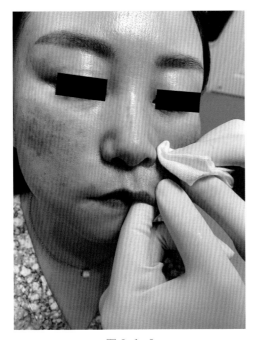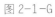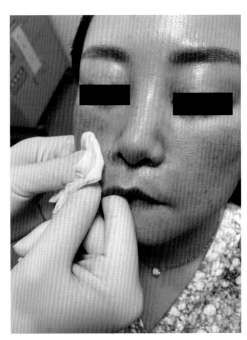

图 2-1-G　　　　　　　　图 2-1-H

（5）钝针在鼻唇沟浅层平铺注射后，可用手指轻柔按压塑形，保证其平整性。具体操作方法：一只手的食指放在口腔填充侧，另一只手用食指或大拇指轻柔按压填充处（**图 2-1-G**、**图 2-1-H**）。

（6）鼻唇沟浅层钝针注射时，外侧范围不要超过鼻唇沟线，以免玻尿酸向外扩散（**图 2-1-C**、**图 2-1-F**）。

操作步骤

术前评估：求美者既往有无鼻唇沟、鼻基底填充史。从正位、侧位或低头位等角度评估中面部松弛情况及鼻唇沟深浅，用记号笔标出需填充的部位。

消毒：用施乐氏进行消毒。

麻醉：玻尿酸中用钝针添加少量利多卡因及注射针头充满麻药即可。

注射层次：对于单纯鼻基底凹陷的求美者，锐针直接注射在骨膜上。对于单纯鼻唇沟明显的求美者，钝针在真皮深层SAMA前做扇形平铺注射。

注射顺序：先深层注射鼻基底凹陷处，改善鼻基底凹陷后，再浅层扇形平铺注射鼻唇沟内侧区域。

注射量：一侧剂量一般不超过1mL。锐针单点注射剂量一般不超过0.5mL。

注意事项

（1）锐针在骨膜上注射时是安全的，但注射前也需要回抽，以免碰到变异血管。回抽见血，立即拔针，按压止血后，选择其他进针点。

（2）使用钝针注射时，针尖斜面向上，操作轻柔。

（3）注射时，求美者尽量坐直，操作时医师更好进行判断。

（4）术后3天避免做夸张表情动作，少吃较硬的食物。也可联合肉毒素治疗，减轻提上唇鼻翼肌、提上唇肌收缩，以免填充剂移位。

（5）操作时尽量轻柔，钝针前进阻力较大时，换一个注射层次前进，多通道进行注射。

（6）浅层注射平铺时，边注射边塑形，一侧剂量切忌过多，以免术后引起局部的突起。

（7）浅层注射填充后，常规对鼻唇沟区域进行按压塑形，保证其平整性（**图2-1-G**、**图2-1-H**）。

案例展示

案例一：

该求美者 1 个月前在我院行中下面部线雕术。此次为第一次注射，选用海魅 1.5mL。鼻基底深层：左侧 0.2mL，右侧 0.3mL。鼻唇沟浅层：左侧 0.6mL，右侧 0.4mL。术前照片：**图 2-2-A~ 图 2-2-E**。术后照片：**图 2-2-F~ 图 2-2-J**。

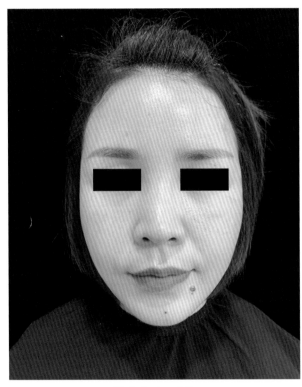
图 2-2-A　术前

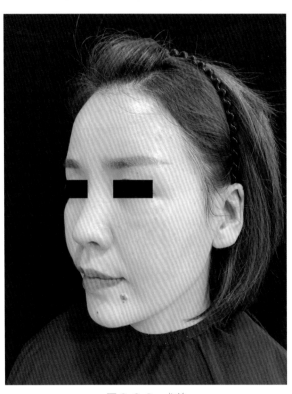
图 2-2-B　术前

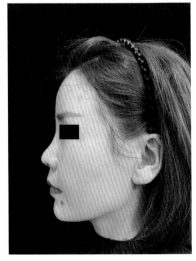
图 2-2-C　术前

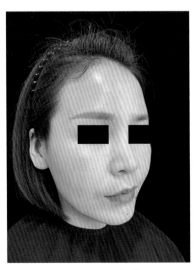
图 2-2-D　术前

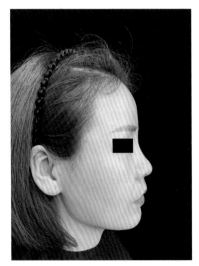
图 2-2-E　术前

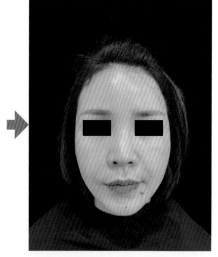

图 2-2-F　术后

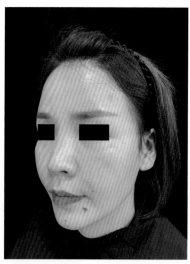

图 2-2-G　术后

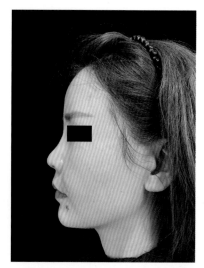

图 2-2-H　术后

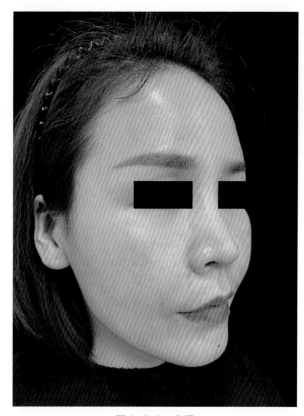

图 2-2-I　术后

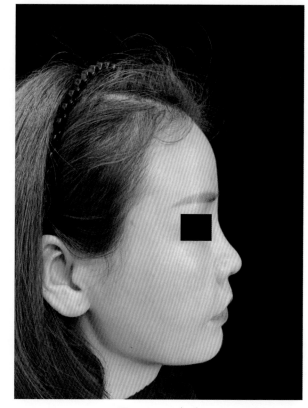

图 2-2-J　术后

案例二：

　　该求美者 8 个月前在我院进行鼻唇沟注射填充。此次为第二次注射，选用润致 1 支注射填充鼻基底深层，左右各 0.5mL。选用乔雅登雅致 0.8mL 填充鼻唇沟浅层，左右各 0.4mL。术前照片：**图 2-3-A~ 图 2-3-C**。术后照片：**图 2-3-D~ 图 2-3-F**。

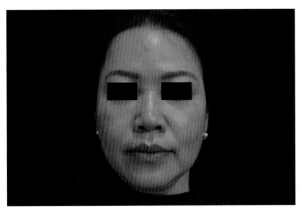

图 2-3-A　术前

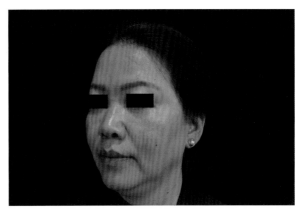

图 2-3-B　术前

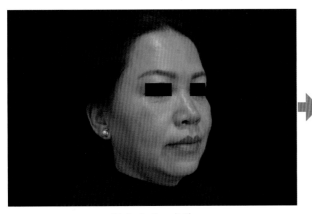

图 2-3-C　术前

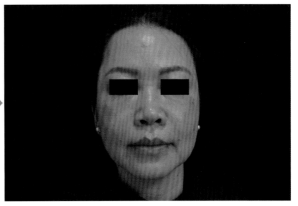

图 2-3-D　术后

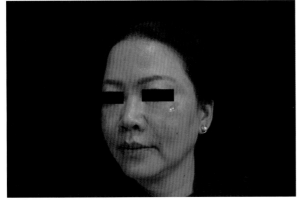

图 2-3-E　术后

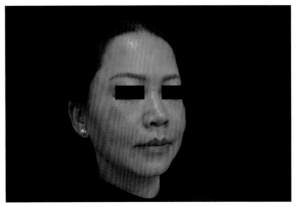

图 2-3-F　术后

案例三：

　　该求美者既往在外院注射填充过鼻唇沟，具体玻尿酸品牌不详。此次为第二次填充，选用乔雅登极致 1 支注射填充鼻唇沟，左右各 0.4mL。术前照片：**图 2-4-A~ 图 2-4-C**。术后照片：**图 2-4-D~ 图 2-4-F**。

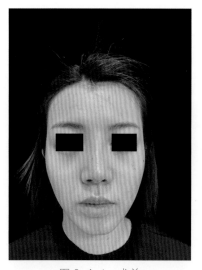
图 2-4-A　术前

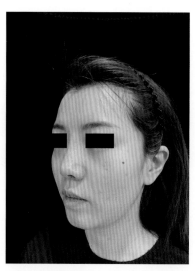
图 2-4-B　术前

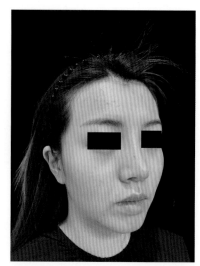
图 2-4-C　术前

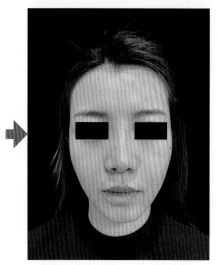
图 2-4-D　术后

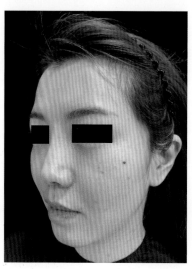
图 2-4-E　术后

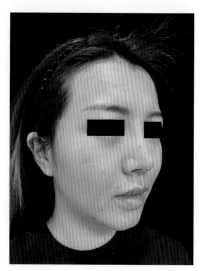
图 2-4-F　术后

案例四：

该求美者既往在外院注射填充过鼻唇沟，具体玻尿酸品牌不详。此次为第二次填充，选用伊婉致美 2 支进行注射填充。鼻基底深层左右各 0.5mL，鼻唇沟浅层左右各 0.5mL。术前照片：**图 2-5-A~ 图 2-5-C**。术后照片：**图 2-5-D~ 图 2-5-F**。

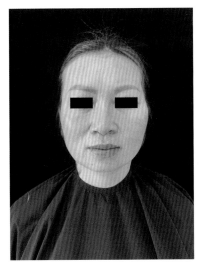

图 2-5-A 术前

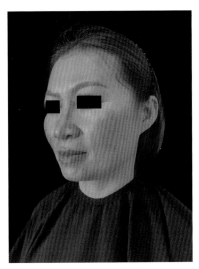

图 2-5-B 术前

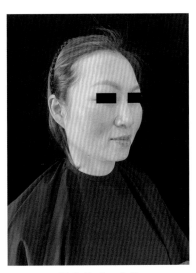

图 2-5-C 术前

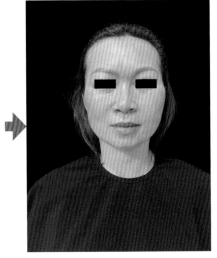

图 2-5-D 术后

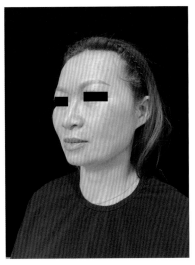

图 2-5-E 术后

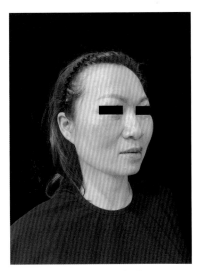

图 2-5-F 术后

案例五：

该求美者 3 年前在我院用伊婉 V 1 支注射填充过鼻基底。此次选用乔雅登极致 1 支注射填充鼻唇沟，左右各 0.4mL。术前照片：**图 2-6-A~ 图 2-6-C**。术后照片：**图 2-6-D~ 图 2-6-F**。

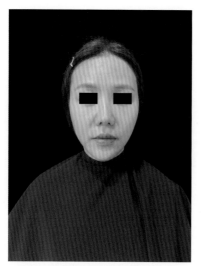
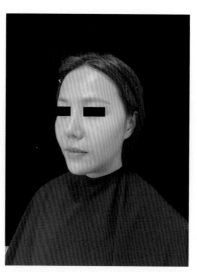
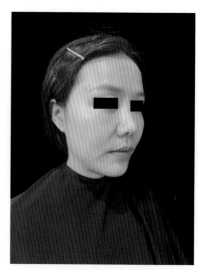

图 2-6-A　术前　　　　　　　图 2-6-B　术前　　　　　　　图 2-6-C　术前

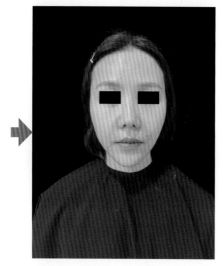
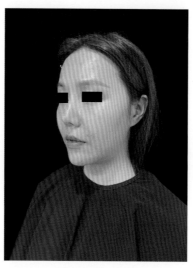
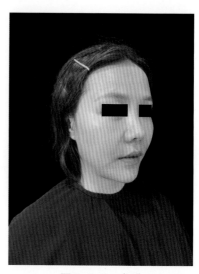

图 2-6-D　术后　　　　　　　图 2-6-E　术后　　　　　　　图 2-6-F　术后

案例六：

该求美者既往无鼻基底、鼻唇沟填充史。此次选用艾莉薇经典款 2 支注射填充。鼻基底深层左右各 0.5mL，鼻唇沟浅层左右各 0.5mL。术前照片：**图 2-7-A~ 图 2-7-E**。术后照片：**图 2-7-F~ 图 2-7-J**。

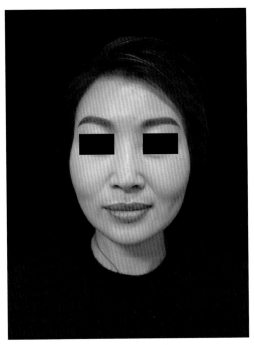

图 2-7-A 术前

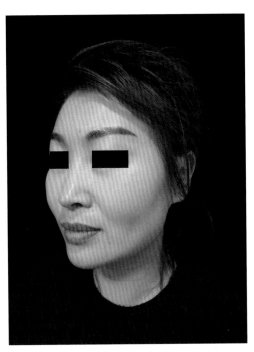

图 2-7-B 术前

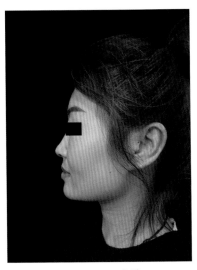

图 2-7-C 术前

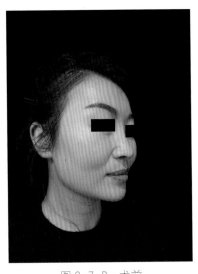

图 2-7-D 术前

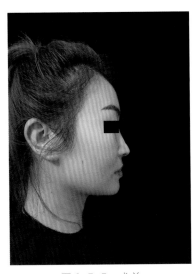

图 2-7-E 术前

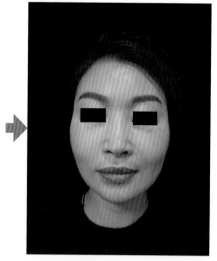

图 2-7-F　术后

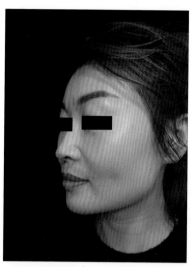

图 2-7-G　术后

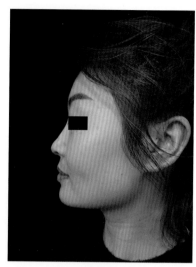

图 2-7-H　术后

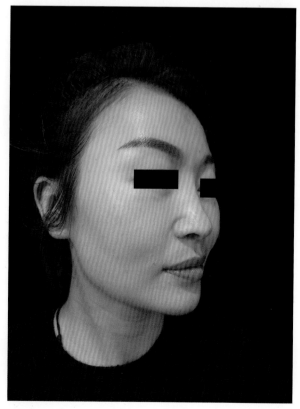

图 2-7-I　术后

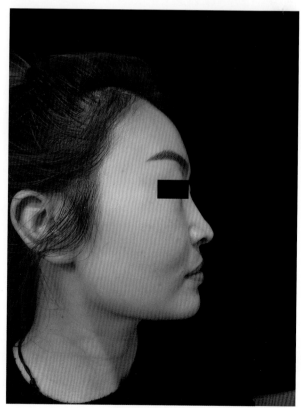

图 2-7-J　术后

案例七：

该求美者 2 年前在我院用乔雅登极致 1 支填充过鼻唇沟。此次选用乔雅登丰颜 1 支注射填充鼻唇沟，选用乔雅登极致 1 支注射填充木偶纹。鼻唇沟左右各 0.5mL，木偶纹左右各 0.4mL。术前照片：**图 2-8-A~ 图 2-8-C**。术后照片：**图 2-8-D~ 图 2-8-F**。

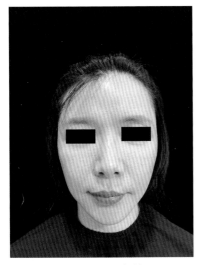
图 2-8-A 术前

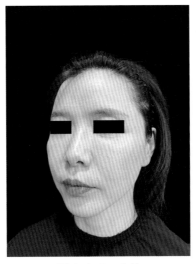
图 2-8-B 术前

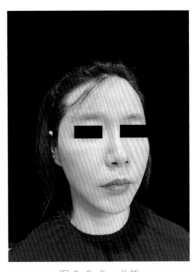
图 2-8-C 术前

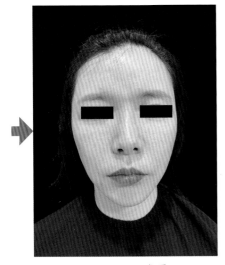
图 2-8-D 术后

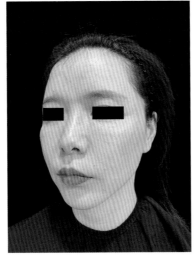
图 2-8-E 术后

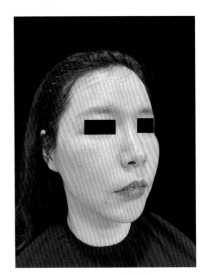
图 2-8-F 术后

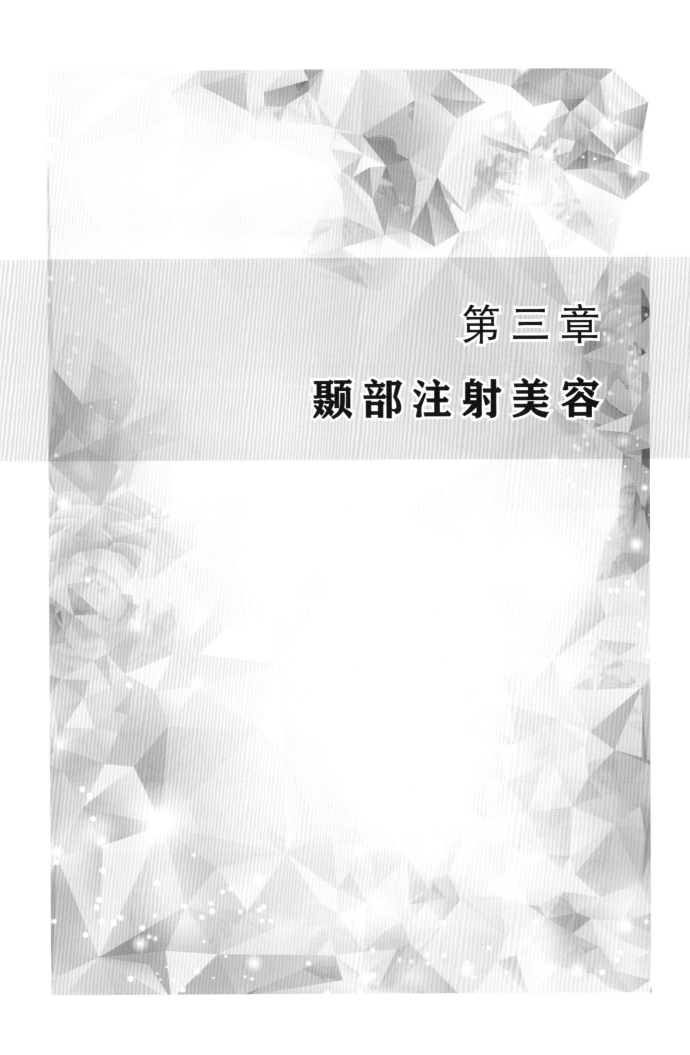

第三章
颞部注射美容

求美者的选择

（1）外轮廓线不流畅（颞部凹陷明显或颧骨弓复合体较大）的求美者。

（2）既往做过脂肪填充改善不明显的求美者。

（3）不接受恢复期的求美者。

填充剂的选择

获得 NMPA 认证的玻尿酸都可以在此部位进行注射填充。

注射方法图解

（1）进针点：首先避开肉眼可见的血管，再避开哨兵静脉和颞中静脉（颧弓上约 2cm 处）。也可选择颞部最凹陷位置为第一进针点（**图 3-1-A~ 图 3-1-C**）。

（2）针头的选择：27G 的锐针，当锐针抵不到骨膜时，必须更换更长的锐针。

（3）辅助手将注射范围的皮肤轻轻向上提拉，锐针垂直进针，直抵骨膜层，回抽无血后，再缓慢推注。

操作步骤

术前评估：求美者既往有无颞部填充史。从正位或侧位等角度评估其凹陷程度，用记号笔标出需填充部位。

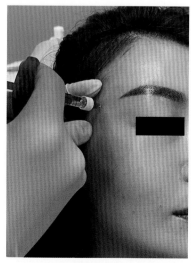
图 3-1-A

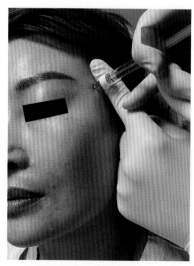
图 3-1-B

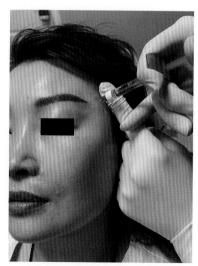
图 3-1-C

消毒：用施乐氏进行消毒。

麻醉：27G 锐针针头充满麻药即可。

注射层次：骨膜上。

注射量：一般一侧注射剂量不超过 2mL。

注意事项

（1）锐针在骨膜上注射时是安全的，但注射前必须要回抽，回抽等待 3s。如回抽见血，立即拔针，按压止血后，选择其他进针点（**图 3-1-D~ 图 3-1-I**）。

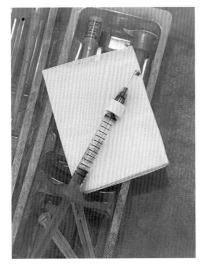

图 3-1-D

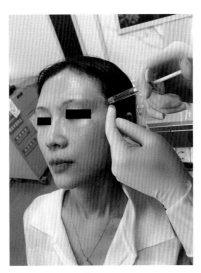

图 3-1-E

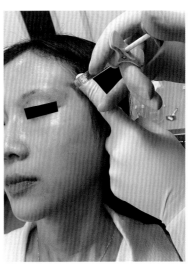

图 3-1-F

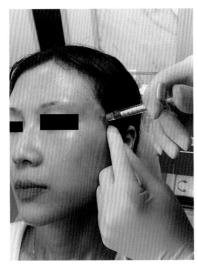

图 3-1-G

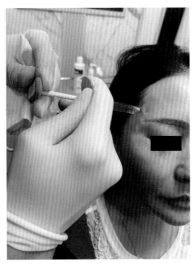

图 3-1-H

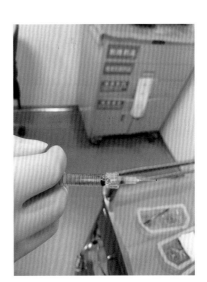

图 3-1-I

（2）锐针未抵到骨膜时，切忌注射。必须更换更长的锐针进行操作。

（3）注射时，求美者尽量坐直，操作时医师更好进行判断。

（4）当求美者颞部凹陷范围较大时，可选择几个进针点进行注射，保证凹陷区域的平整性。

（5）每次注射前，锐针必须为空针或针头内充满麻药或生理盐水，这样回抽时才有效。

（6）每次注射完后，缓慢垂直拔针。拔针过程中，可能穿透血管，见血后多按压止血。注射完可多进行冰敷，减轻肿胀。

（7）一般不建议钝针平铺注射，钝针注射容易导致颞部不平整。如颞部和颧弓交界处需要衔接时，可用23G或25G钝针进行平铺注射衔接。

（8）注射前，告知求美者注射时可能出现酸胀感，嘱其平稳呼吸，嘴微微张开，头部保持不动。

（9）颞部注射后，额颞部交界处衔接较差时，可用锐针在额颞部交界处多点少量注射，保证其平滑过渡。

（10）颞部填充过假体的求美者，不建议进行注射。

案例展示

案例一：

该求美者2年前在我院注射填充过颞部。选用伊婉V 5支，左右各2.5mL。此次为第二次注射，选用艾莉薇风尚版4mL，左右各2mL。术前照片：**图3-2-A~ 图3-2-E**。术后照片：**图3-2-F~ 图3-2-J**。

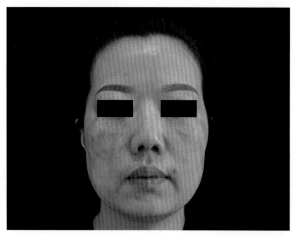

图 3-2-A 术前

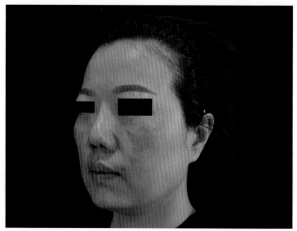

图 3-2-B 术前

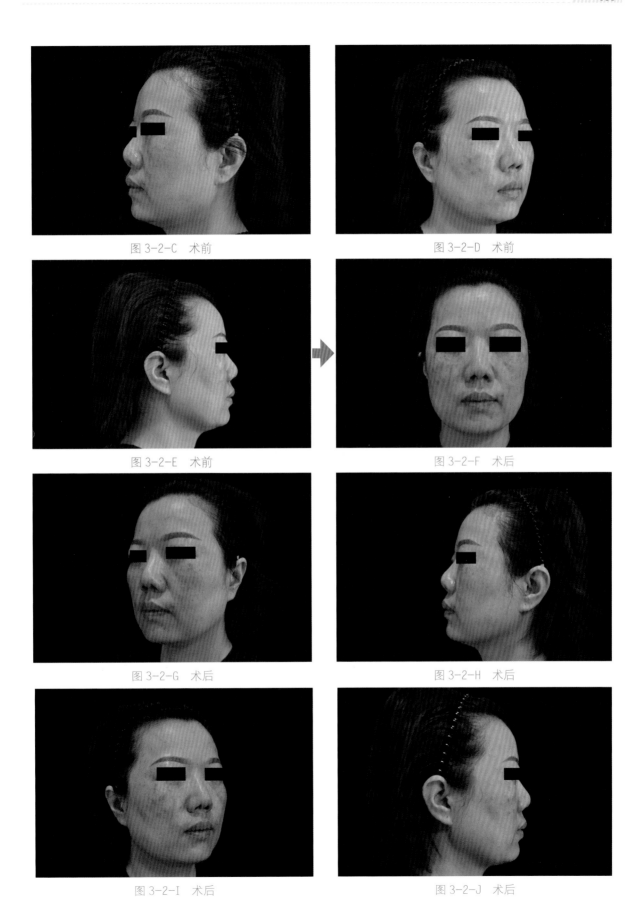

图 3-2-C 术前

图 3-2-D 术前

图 3-2-E 术前

图 3-2-F 术后

图 3-2-G 术后

图 3-2-H 术后

图 3-2-I 术后

图 3-2-J 术后

案例二：

该求美者 7 个月前在我院注射填充过颞部，选用乔雅登极致 3 支，左右各 1.2mL。此次为第二次注射，选用乔雅登极致 3 支，左侧 0.8mL，右侧 1mL，剩余 0.6mL 注射下颌。术前照片：**图 3-3-A~ 图 3-3-C**。术后照片：**图 3-3-D~ 图 3-3-F**。

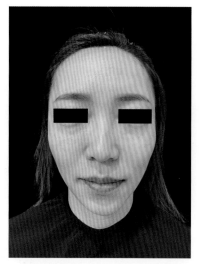

图 3-3-A　术前

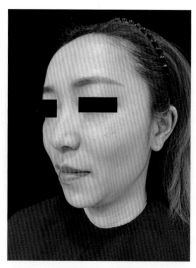

图 3-3-B　术前

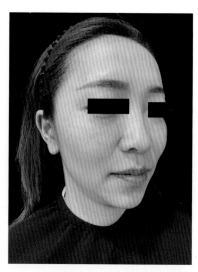

图 3-3-C　术前

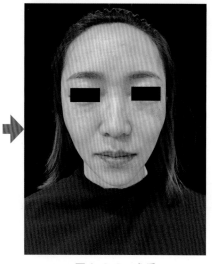

图 3-3-D　术后

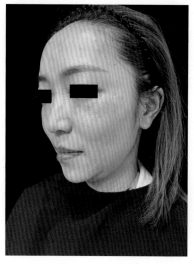

图 3-3-E　术后

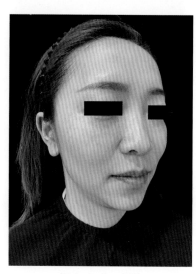

图 3-3-F　术后

案例三：

该求美者 1 年多前在我院注射填充过颞部，选用娇兰 3 支，左右各 1.5mL。此次为第二次注射，选用伊婉致美 3 支，左右颞部各 1mL，下颏 1mL。术前照片：**图 3-4-A~ 图 3-4-C**。术后照片：**图 3-4-D~ 图 3-4-F**。

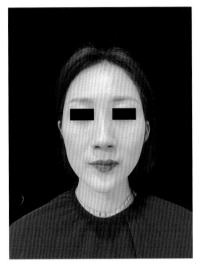

图 3-4-A 术前

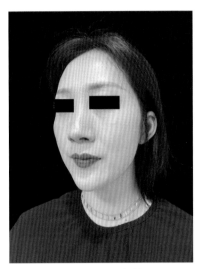

图 3-4-B 术前

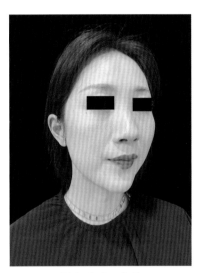

图 3-4-C 术前

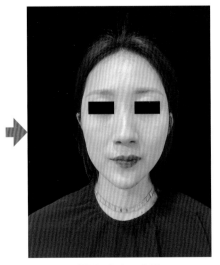

图 3-4-D 术后

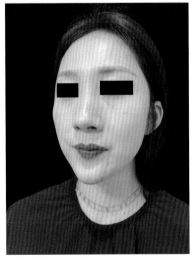

图 3-4-E 术后

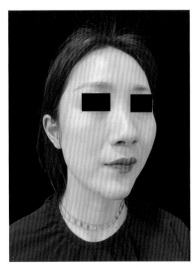

图 3-4-F 术后

案例四：

该求美者既往无注射填充史。选用婕尔玻尿酸 3 支，2mL 注射填充颞部，左右各 1mL。1mL 注射填充鼻唇沟，左右各 0.5mL。选用熊猫针 1mL 注射填充泪沟，左右各 0.5mL。术前照片：**图 3-5-A~ 图 3-5-C**。术后照片：**图 3-5-D~ 图 3-5-F**。

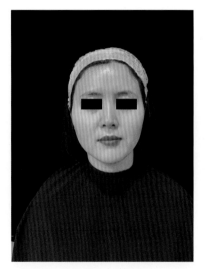

图 3-5-A　术前

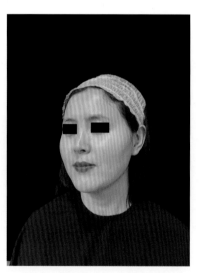

图 3-5-B　术前

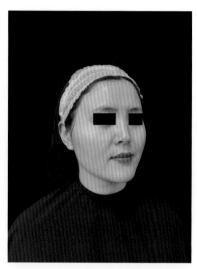

图 3-5-C　术前

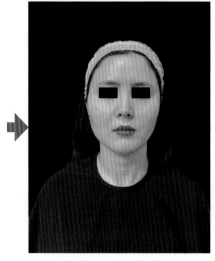

图 3-5-D　术后

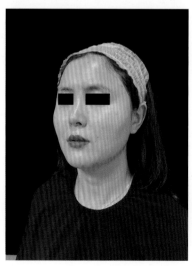

图 3-5-E　术后

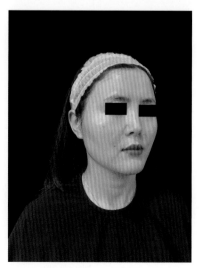

图 3-5-F　术后

案例五：

该求美者既往颞部无注射填充史。此次选用乔雅登丰颜 2 支注射填充颞部，左右各 1mL。

术前照片：**图 3-6-A~ 图 3-6-C**。术后照片：**图 3-6-D~ 图 3-6-F**。

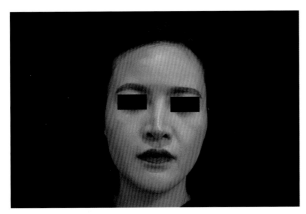

图 3-6-A 术前

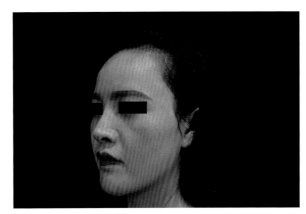

图 3-6-B 术前

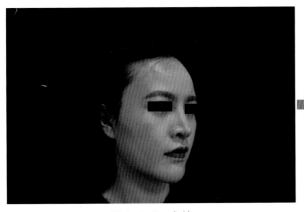

图 3-6-C 术前

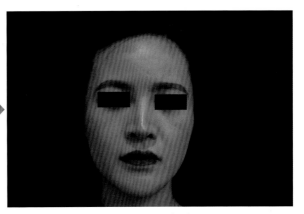

图 3-6-D 术后

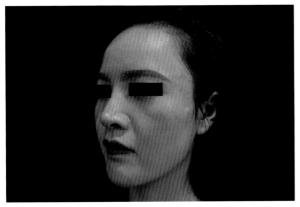

图 3-6-E 术后

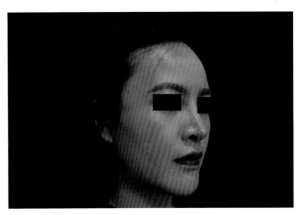

图 3-6-F 术后

案例六：

该求美者 3 个月前在我院选用乔雅登极致 3 支注射填充颞部，左右各 1.2mL。此次为第二次注射，选用乔雅登极致 1 支注射填充颞部，左右各 0.4mL。术前照片：**图 3-7-A~ 图 3-7-C**。术后照片：**图 3-7-D~ 图 3-7-F**。

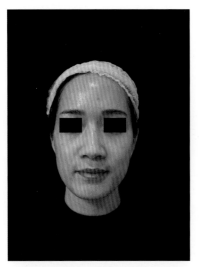

图 3-7-A 术前

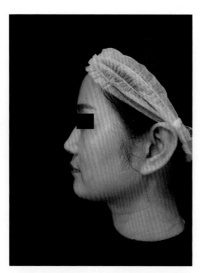

图 3-7-B 术前

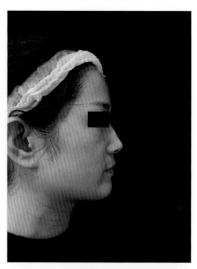

图 3-7-C 术前

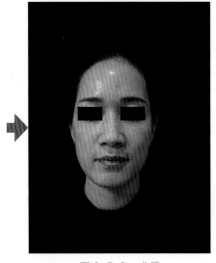

图 3-7-D 术后

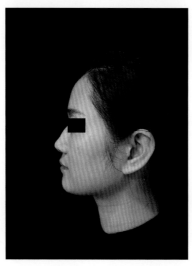

图 3-7-E 术后

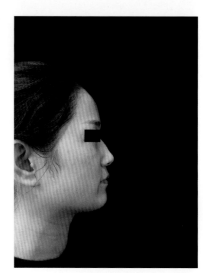

图 3-7-F 术后

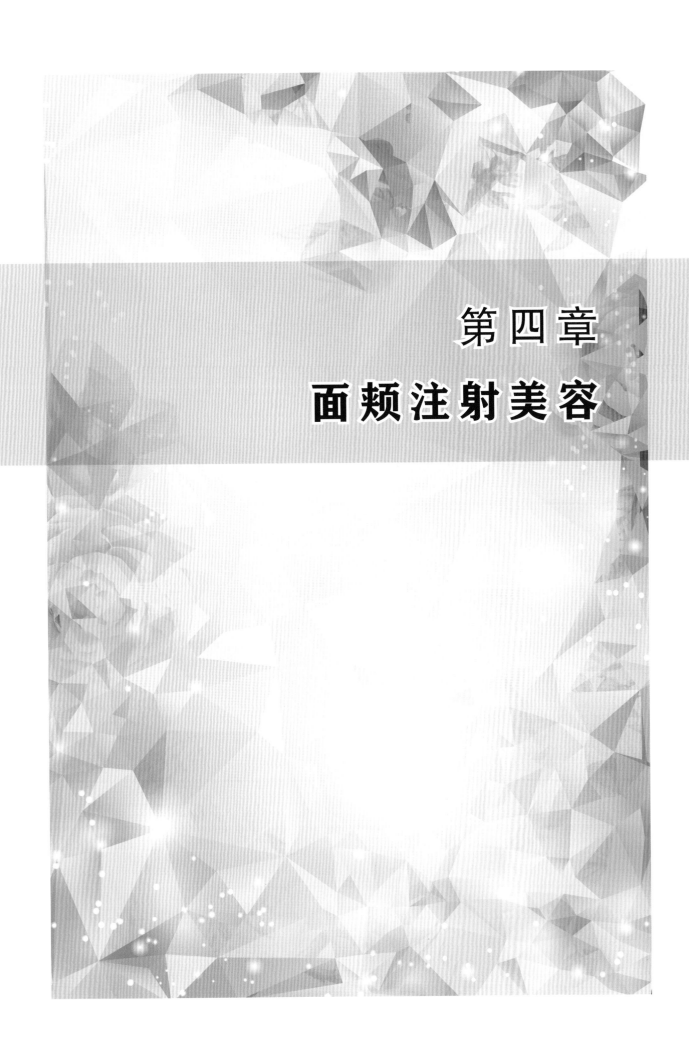

第四章

面颊注射美容

求美者的选择

（1）颧骨弓突出、面颊凹陷、颧弓面颊衔接不流畅的求美者，可行面颊注射填充，保证外轮廓线条的柔和过渡，弱化颧骨弓的大小。

（2）对于不接受手术、不接受恢复期的求美者，玻尿酸注射是最好的选择。

填充剂的选择

获得 NMPA 认证的玻尿酸都可以在此部位注射填充，但尽可能选择支撑性好、稳定高（后期肿胀率低）、组织融合性好的玻尿酸，如乔雅登丰颜、乔雅登极致、海魅、致美等。

注射方法图解

（1）注射顺序：先注射颧骨颧弓与面颊衔接处，保证其柔和过渡，再注射面颊最凹陷处。采用线形后退注射法（**图 4-1-C~ 图 4-1-L**）。

（2）由于面颊注射范围广，建议使用钝针注射。选择 23G 或 25G 的钝针。

（3）进针点：口角 – 耳屏连线靠耳屏侧（**图 4-1-A**、**图 4-1-B**）。前面颊凹陷明显的求美者，进针点可以更靠前（**图 4-1-K**）。

（4）在进针点用破皮针破皮时，选用 1mL 或 5mL 注射器针头，垂直破皮。垂直破皮时用钝针进针更轻松。面颊部韧带较硬，用钝针进针时阻力较大。钝针有落空感时，即进入注射层次。

（5）面部松弛、有口角囊袋的求美者，进针点可在前面，可选择弹性模量、内聚力适中的玻尿酸，如乔雅登丰颜，有提升的效果。

（6）注射完后，可进行适当的塑形，保证其平整度（**图 4-1-M**）。

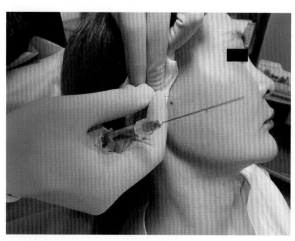

图 4-1-A

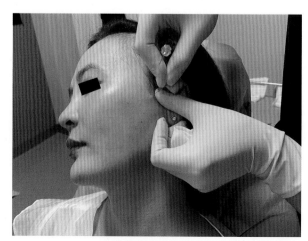

图 4-1-B

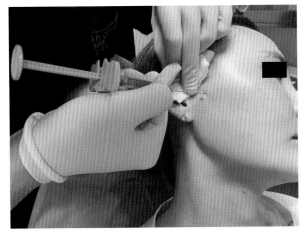

图 4-1-C

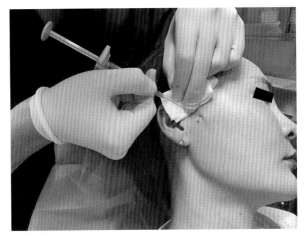

图 4-1-D

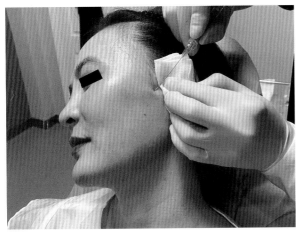

图 4-1-E

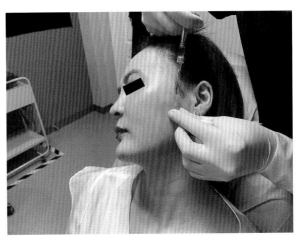

图 4-1-F

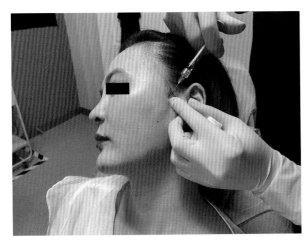

图 4-1-G

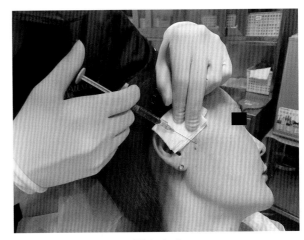

图 4-1-H

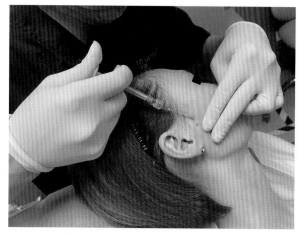

图 4-1-I

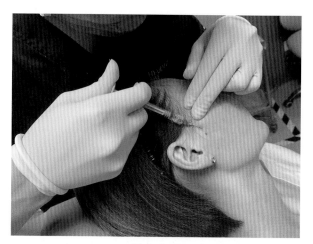

图 4-1-J

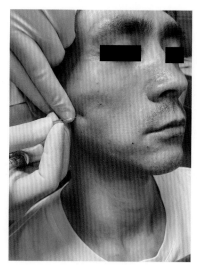

图 4-1-K

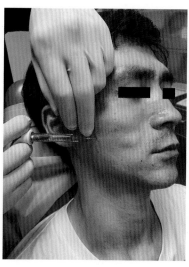

图 4-1-L

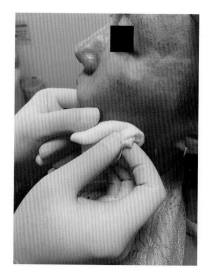

图 4-1-M

操作步骤

术前评估：根据颧骨凸出程度、面颊凹陷范围及凹陷程度预估注射剂量。

消毒：用施乐氏进行消毒即可。

麻醉：玻尿酸中加麻药，钝针针头充满麻药即可。

破皮：用 1mL 或 5mL 针头破皮。面颊处钝针进针时阻力较其他部位大，有突破感后即进入皮下脂肪层。

注射层次：皮下脂肪浅层。注射切忌过深，既避免损伤血管及面神经分支，又避免穿透肌肉注射到口腔黏膜内。

注射量：一般一侧 1mL 剂量即可改善面颊，最多不超过 2mL。

注意事项

（1）面颊部凹陷容易造成中面部脸宽的错觉。

（2）面颊部脂肪填充存活较差，建议行玻尿酸注射。

（3）钝针进针后，阻力较大，进针时尽量轻柔，切忌暴力操作。退针后，调整进针通道再向前进针。

（4）面颊部按摩塑形较困难，注射剂量过大容易导致不平整。

（5）钝针注射时，不建议反复来回剥离，既容易导致瘀青、肿胀，又有损伤腮腺导管的风险。

（6）既往进行过面颊填充的求美者，再次填充注射时，钝针走行可能不顺畅，切忌暴力操作。

（7）面颊部注射层次切勿太浅，局部注射剂量切忌过多，以免引起面颊部凹凸不平、结节。

（8）如注射层次太浅，出现凹凸不平时，嘱求美者咬紧牙齿，反复对注射区域进行按摩。

（9）面颊注射时，单点剂量不能过多，过多时容易导致不平整且难以塑形。不熟练时，可以边打边按摩。注射过半后，可以拔针观察面颊的情况，再进行针对性的补充。

（10）如使用组织相容性差、延展性一般的产品时，术中层次不能太浅，术中、术后即刻都可以多按摩。

（11）面颊部凹陷伴颧骨弓突出的求美者，常有颞部的凹陷，可进行联合治疗，打造柔和的外轮廓线条，共同弱化突出的颧骨弓。

案例展示

案例一：

该求美者 2 个月前在外院行面颊部溶脂治疗，随后出现面颊部凹凸不平。此次选择海魅 1 支改善面颊部凹陷。左侧 0.6mL，右侧 0.4mL。选择嗨体熊猫针 1mL，填充面颊浅层。左侧 0.6mL，右侧 0.4mL。术前照片：**图 4-2-A~ 图 4-2-C**。术后照片：**图 4-2-D~ 图 4-2-F**。

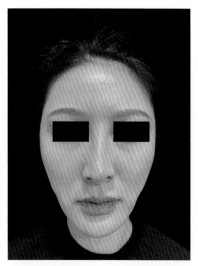

图 4-2-A 术前

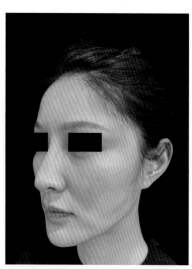

图 4-2-B 术前

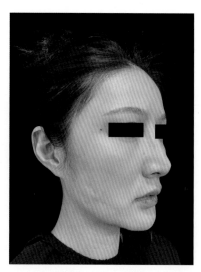

图 4-2-C 术前

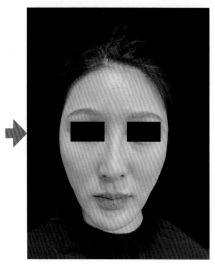

图 4-2-D 术后

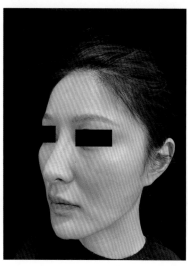

图 4-2-E 术后

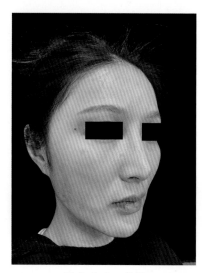

图 4-2-F 术后

案例二：

　　该求美者 1 年前在我院行中下面部线雕术。10 个月前在我院选用娇兰 3 支注射填充过面颊部。此次面颊为第二次注射，选用娇兰 1 支，左侧 0.4mL，右侧 0.6mL。既往在我院多次注射填充过颞部。此次选用娇兰 2 支注射填充颞部，左右各 1mL。术前照片：**图 4-3-A~ 图 4-3-C**。术后照片：**图 4-3-D~ 图 4-3-F**。

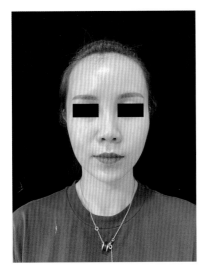
图 4-3-A　术前

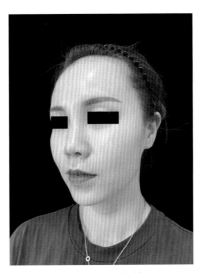
图 4-3-B　术前

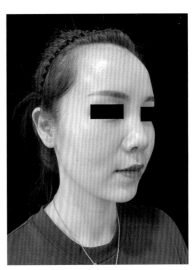
图 4-3-C　术前

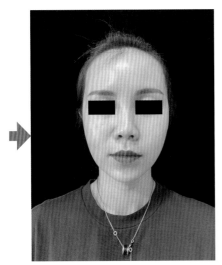
图 4-3-D　术后

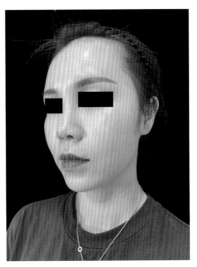
图 4-3-E　术后

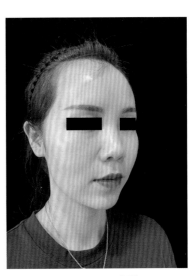
图 4-3-F　术后

案例三：

　　该求美者为 34 岁女性，此次为第一次注射玻尿酸。选用婕尔玻尿酸 2 支注射填充颞部，左右各 1mL。术前照片：**图 4-4-A～图 4-4-C**。术后照片：**图 4-4-D～图 4-4-F**。

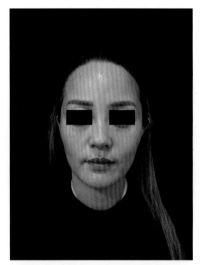
图 4-4-A　术前

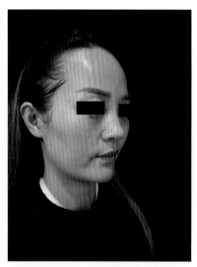
图 4-4-B　术前

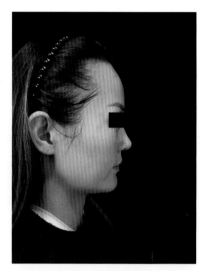
图 4-4-C　术前

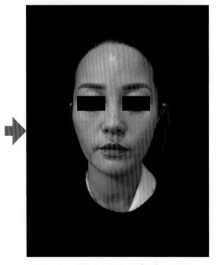
图 4-4-D　术后

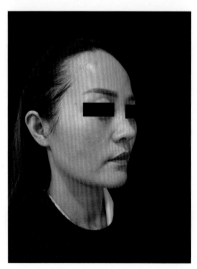
图 4-4-E　术后

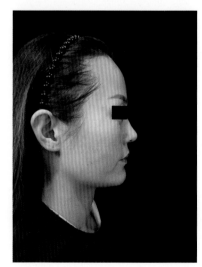
图 4-4-F　术后

案例四：

该求美者既往无注射填充史。此次选用乔雅登雅致 3 支，左右各 1.2mL 注射填充面颊侧部及前部。选用乔雅登极致 2 支，左右各 0.8mL 注射填充苹果肌。术前照片：**图 4-5-A~ 图 4-5-C**。术后照片：**图 4-5-D~ 图 4-5-F**。

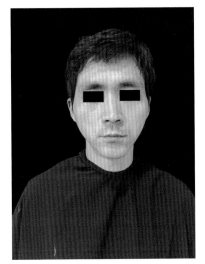

图 4-5-A　术前

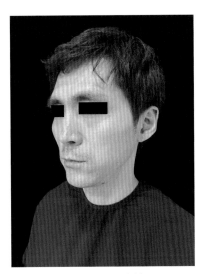

图 4-5-B　术前

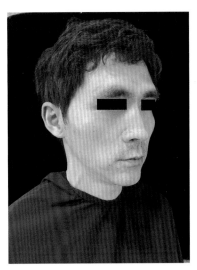

图 4-5-C　术前

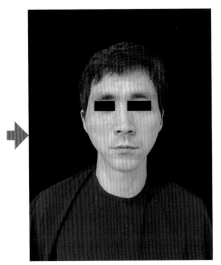

图 4-5-D　术后

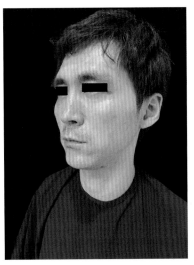

图 4-5-E　术后

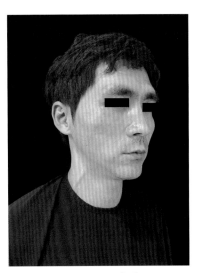

图 4-5-F　术后

案例五：

　　该求美者既往无面颊填充史，3 年来规律使用肉毒素注射咬肌。此次选用乔雅登极致 2 支注射填充面颊部，左右各 0.8mL。术前照片：**图 4-6-A~ 图 4-6-C**。术后照片：**图 4-6-D~ 图 4-6-F**。

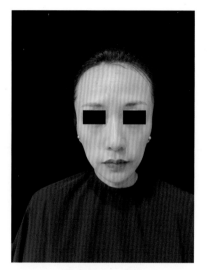

图 4-6-A　术前

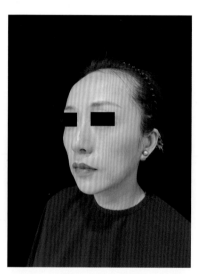

图 4-6-B　术前

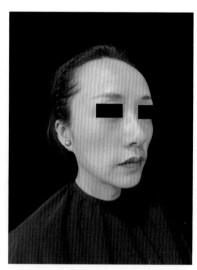

图 4-6-C　术前

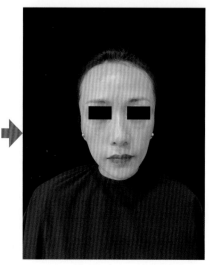

图 4-6-D　术后

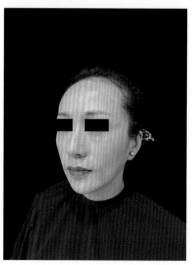

图 4-6-E　术后

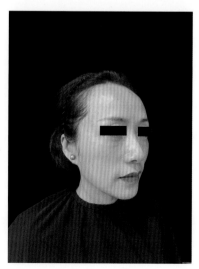

图 4-6-F　术后

案例六：

该求美者既往无面颊注射填充史。此次选用伊婉致美 3 支填充面颊部。左右各 1.5mL。术前照片：**图 4-7-A~ 图 4-7-C**。术后照片：**图 4-7-D~ 图 4-7-F**。

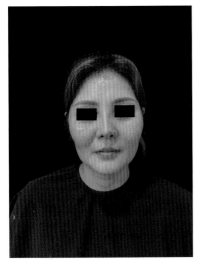
图 4-7-A 术前

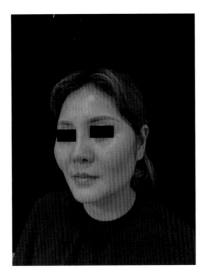
图 4-7-B 术前

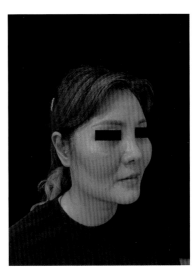
图 4-7-C 术前

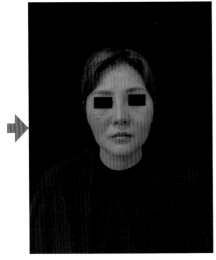
图 4-7-D 术后

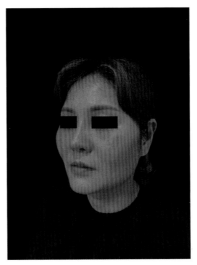
图 4-7-E 术后

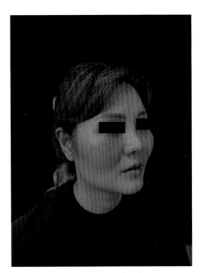
图 4-7-F 术后

案例七：

该求美者 4 年前选用伊婉 C 3 支注射填充过面颊，左右各 1.5mL。7 个月后，选用伊婉 V 2 支注射填充面颊部，左右各 1mL。此次选用瑞蓝 2 号 2 支填充面颊部、鼻唇沟、苹果肌。面颊部左右各 0.4mL，剩余剂量填充鼻唇沟、苹果肌。术前照片：**图 4-8-A~ 图 4-8-C**。术后照片：**图 4-8-D~ 图 4-8-F**。

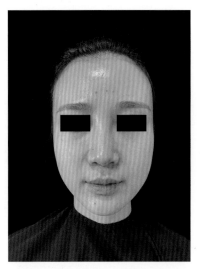
图 4-8-A　术前

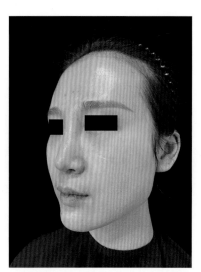
图 4-8-B　术前

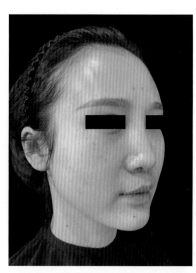
图 4-8-C　术前

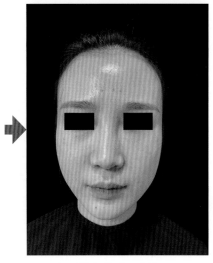
图 4-8-D　术后

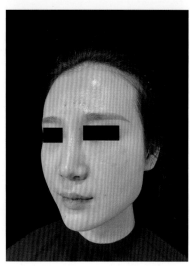
图 4-8-E　术后

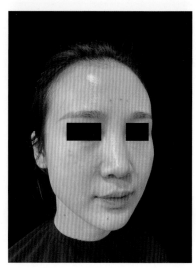
图 4-8-F　术后

第五章
下颌注射美容

求美者的选择

（1）下颏短缩的求美者。

（2）假体隆颏后，下颏缘衔接不流畅可以通过注射填充剂衔接。但既往行膨体隆颏的求美者一般不予以注射。

（3）下颏部注射区域痘痘较多或皮肤有炎症时，建议恢复好后再行注射，以免注射后引发感染。

填充剂的选择

可选择支撑力好、抗移位能力强的产品，如乔雅登丰颜、乔雅登极致、海魅、艾莉薇、致美等。尤其是有假体的求美者更应该选择稳定性高的材料，如乔雅登丰颜、海魅。

注射方法图解

（1）注射前，辅助手食指、中指轻抬下颏，大拇指捏住需要注射的区域，可感受注射剂量的多少以及减少玻尿酸的移位。注射手在辅助手上寻找支撑点，保证稳定性（**图 5-1-A**、**图 5-1-B)**。

（2）注射两侧衔接位置时，辅助手拇指和食指轻轻捏起衔接处软组织，再进行注射（**图 5-1-C**、**图 5-1-D**)。

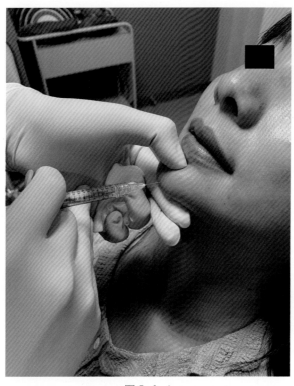
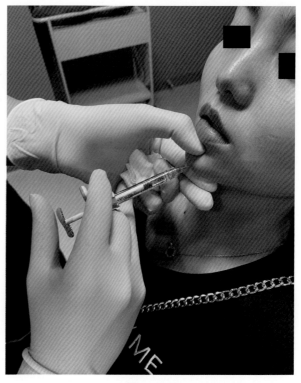

图 5-1-A   图 5-1-B

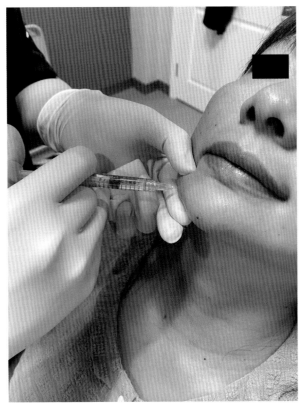

图 5-1-C

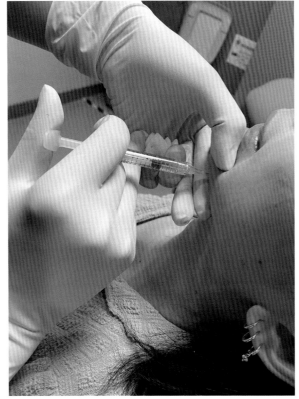

图 5-1-D

操作步骤

术前评估：求美者既往有无颏部填充史，注射的填充剂的品牌。下颏两侧的对称性、下颏的后缩程度及下颏有无红肿。

消毒：用施乐氏进行消毒即可。

麻醉：锐针针头充满麻药即可。

注射层次：骨膜上。

注射顺序：初次注射的求美者，先注射下颏中央底部，再注射两侧颏结节处。下颏长度基本确定后，再注射下颏前部，打造下颏的翘度。最后衔接下颏两侧，保证其流畅性。

注射量：一般下颏剂量不超过 3mL。

注意事项

（1）针对下颏特别紧的求美者，可先行肉毒素注射放松颏肌，后期再行玻尿酸注射。

（2）术前与求美者沟通，结合求美者的要求与基础，选择合适的注射方案。求美者的要求不切实际时，尽量避免注射。

（3）既往行假体隆颏的求美者，建议选择乔雅登进行调整，降低假体感染的发生风险。

（4）虽然下颏血管较少、血供丰富，但锐针注射时，建议常规回抽，以免引起下颏栓塞。

（5）既往行假体隆颏或玻尿酸注射的求美者，下颏血管走行混乱，需要回抽。求美者要求增加下颏长度及翘度时，注射层次可较浅，玻尿酸勿与假体接触，以免引起假体感染。

（6）每次进针前，锐针内充满麻药，保证回抽的有效性。

（7）既往玻尿酸注射较多的求美者，锐针较短抵不到骨膜时，建议更换更长的锐针进行操作。

（8）下颏两侧衔接注射时，单点剂量一般不超过 0.1mL。衔接注射时，可用辅助手将注射点位附近组织捏起，感受注射剂量。

（9）两侧做衔接时，建议锐针抵到骨膜上进行注射。注意回抽，避免玻尿酸进入血管引起栓塞。

（10）玻尿酸注射时，进针点切忌太靠下，避免玻尿酸下移。

（11）下颏中线无肌肉覆盖，单点注射剂量不宜过多。

（12）下颏软组织特别少、皮肤薄的求美者，首次注射剂量不宜过多。

案例展示

案例一：

该求美者既往无注射填充史。此次选用艾莉薇经典款 2 支注射下颏。术前照片：**图 5-2-A～图 5-2-D**。术后照片：**图 5-2-E～图 5-2-H**。

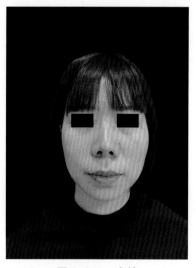

图 5-2-A　术前

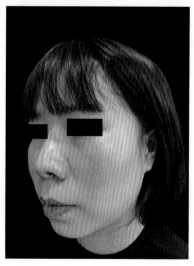

图 5-2-B　术前

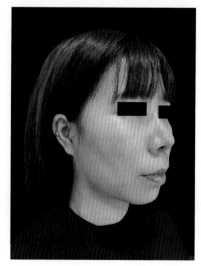

图 5-2-C　术前

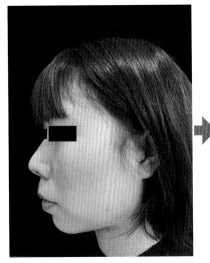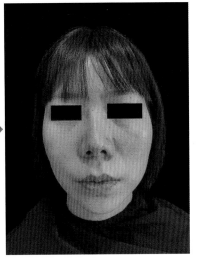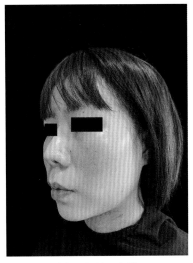

图 5-2-D　术前　　　　　　图 5-2-E　术后　　　　　　图 5-2-F　术后

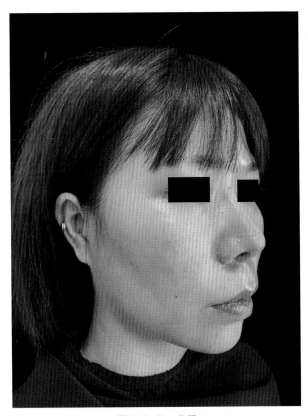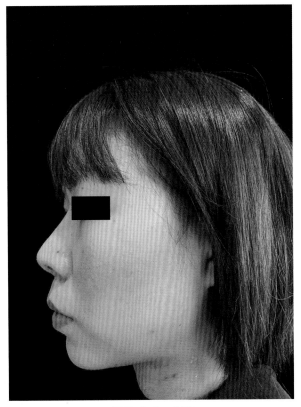

图 5-2-G　术后　　　　　　　　　　　　图 5-2-H　术后

案例二：

该求美者 2 年前选用伊婉 V 2 支注射过下颏。此次选用伊婉致美 2 支注射下颏。术前照片：**图 5-3-A~ 图 5-3-E**。术后照片：**图 5-3-F~ 图 5-3-J**。

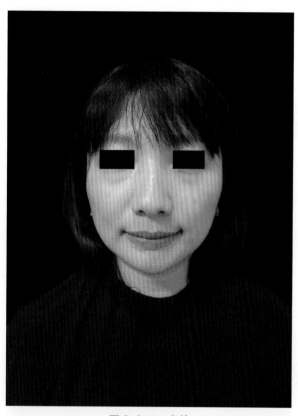

图 5-3-A　术前

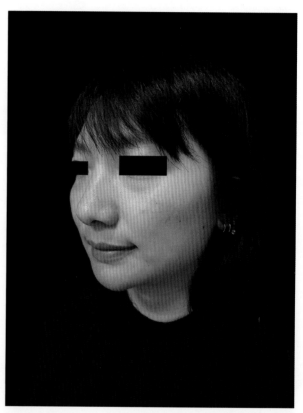

图 5-3-B　术前

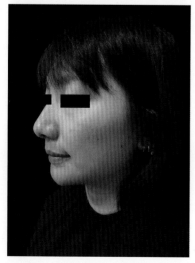

图 5-3-C　术前

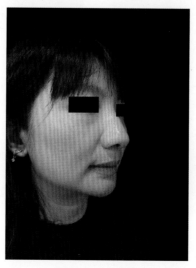

图 5-3-D　术前

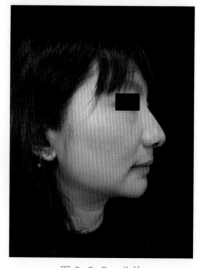

图 5-3-E　术前

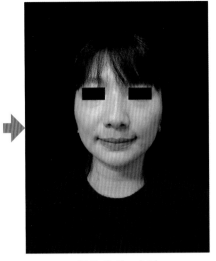

图 5-3-F 术后

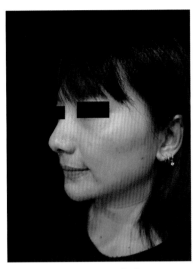

图 5-3-G 术后

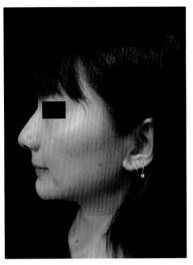

图 5-3-H 术后

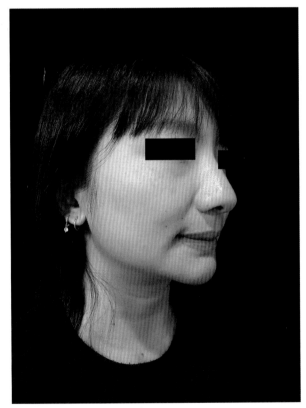

图 5-3-I 术后

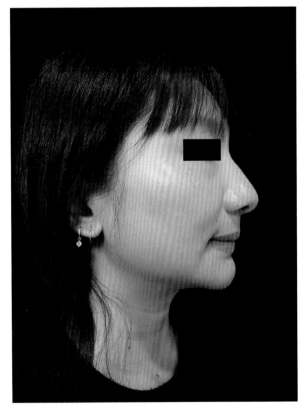

图 5-3-J 术后

案例三：

该求美者 1 年前在外院注射填充过下颏，具体玻尿酸品牌不详。此次选用海魅 1.5mL 注射填充下颏。术前照片：**图 5-4-A~ 图 5-4-E**。术后照片：**图 5-4-F~ 图 5-4-J**。

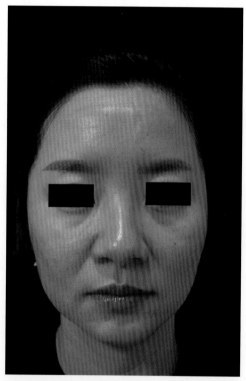
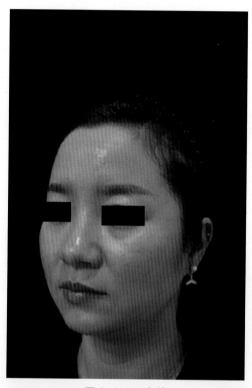

图 5-4-A 术前   图 5-4-B 术前

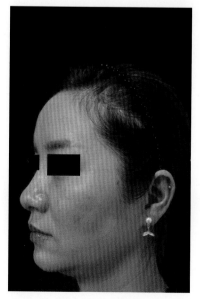
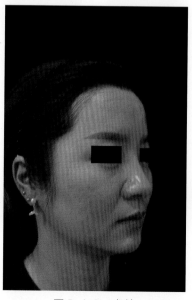
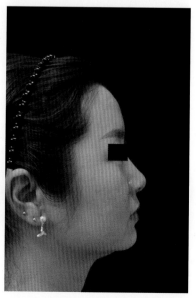

图 5-4-C 术前   图 5-4-D 术前   图 5-4-E 术前

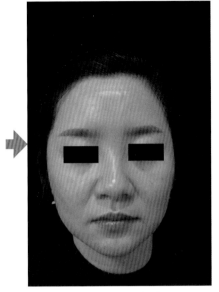

图 5-4-F 术后

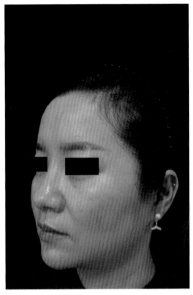

图 5-4-G 术后

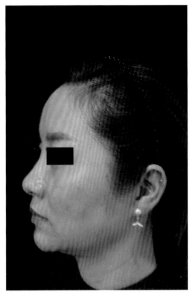

图 5-4-H 术后

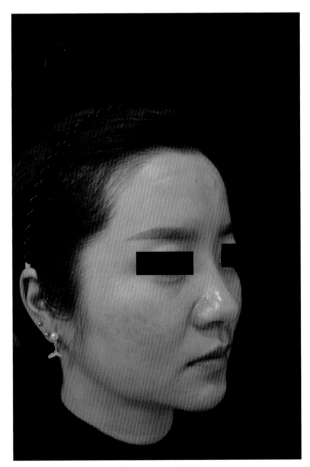

图 5-4-I 术后

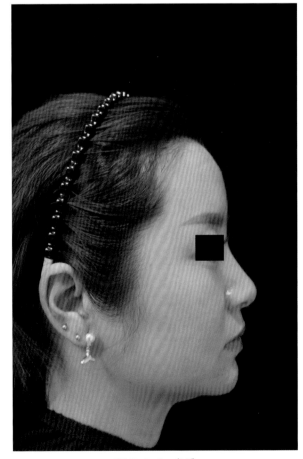

图 5-4-J 术后

案例四：

    该求美者既往下颏无玻尿酸注射填充史。此次选用艾莉薇风尚款 2 支注射填充下颏。选用乔雅登雅致 1 支注射填充唇部及木偶纹。唇部 0.6mL，木偶纹左右各 0.1mL。术前照片：**图 5-5-A~ 图 5-5-E**。术后照片：**图 5-5-F~ 图 5-5-J**。

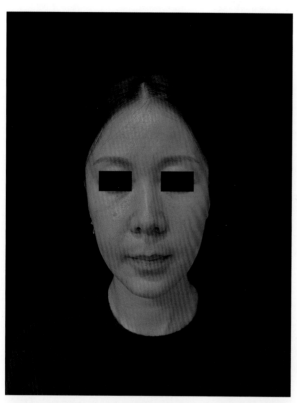

图 5-5-A　术前

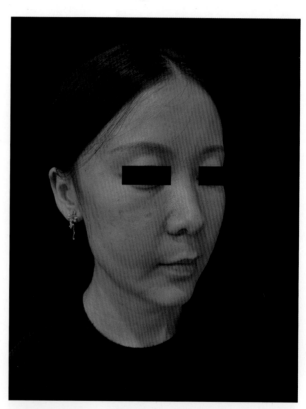

图 5-5-B　术前

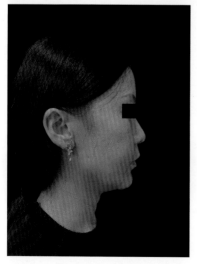

图 5-5-C　术前

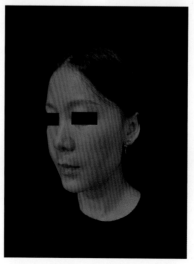

图 5-5-D　术前

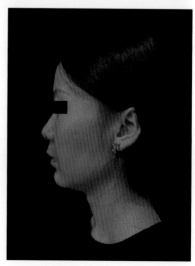

图 5-5-E　术前

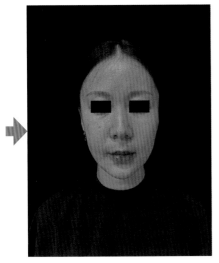

图 5-5-F　术后

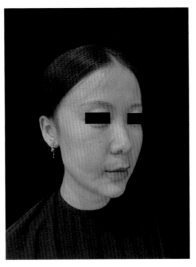

图 5-5-G　术后

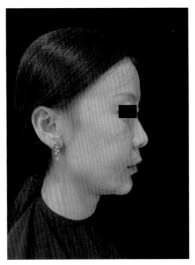

图 5-5-H　术后

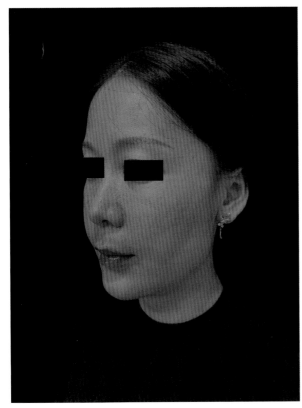

图 5-5-I　术后

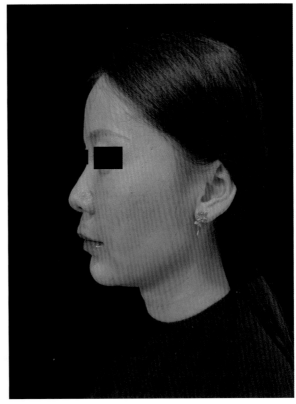

图 5-5-J　术后

案例五：

该求美者既往下颏无玻尿酸注射填充史。此次选用海魅 2 支注射填充下颏、鼻基底。下颏 1mL，鼻基底左侧 0.7mL、右侧 0.3mL。术前照片：**图 5-6-A~ 图 5-6-C**，术后照片：**图 5-6-D~ 图 5-6-F**。

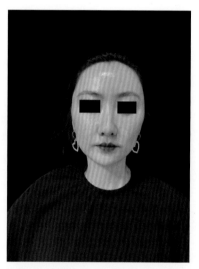
图 5-6-A　术前

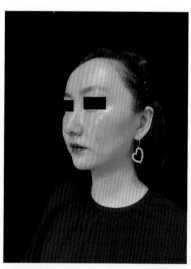
图 5-6-B　术前

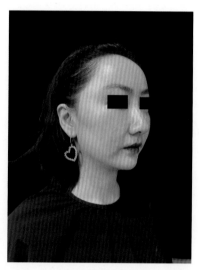
图 5-6-C　术前

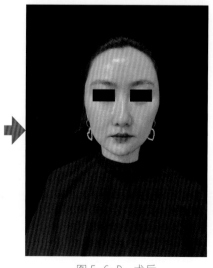
图 5-6-D　术后

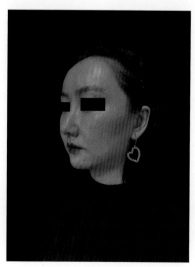
图 5-6-E　术后

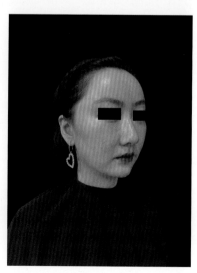
图 5-6-F　术后

第六章

苹果肌注射美容

求美者的选择

（1）中面部凹陷、松弛下垂的求美者。

（2）颧骨弓复合体较大，内侧颧颊部较平或凹陷的求美者。

填充剂的选择

可选择抗移位能力强、吸水性较低的填充剂如乔雅登丰颜、乔雅登极致、海魅、致美、娇兰、艾莉薇等。

注射方法图解

进针点：外眦垂直向下 3cm 左右。选用 1mL 或 5mL 针头进行破皮（**图 6-1-A**、**图 6-1-C**）。

钝针的选择：选用 23G、25G 钝针（**图 6-1-B**、**图 6-1-D**）。

操作步骤

术前评估：求美者既往有无苹果肌填充史。从正位或侧位等角度动态评估其凹陷程度，用记号笔标出需填充部位。

消毒：用施乐氏进行消毒。

麻醉：玻尿酸中加入少许麻药，钝针针头充满麻药即可。

注射层次：注射时深浅结合，一般先注射深层，做容量填充。浅层少量填充，进行修饰，保证其饱满度。

注射量：一般一侧注射剂量不超过 1mL。

注意事项

（1）进针时切忌来回反复走针，进入凹陷位置后，缓慢进行推注，观察凹陷部位隆起的程度。

（2）如用艾莉薇钝针注射苹果肌时，辅助手捏紧玻尿酸与钝针的接口处，以免爆针。

（3）坐位注射，方便医师进行操作，更方便医师判断苹果肌的大小。注射一半后，嘱求美者坐正，观察调整注射部位。

（4）注射中，嘱求美者微笑，评估注射的情况及其他需要注射的部位。

（5）苹果肌高光点：鼻翼耳上极连线与口角外眼角连线的交叉点。如果苹果肌凹陷，则高光点外移，颧骨外扩显脸宽，高光点下移，则显苹果肌下垂。

（6）苹果肌注射前，评估求美者动态情况下苹果肌的大小，注射层次切勿太浅。

（7）苹果肌内侧注射量不能偏多，注射位置不能偏高，内眦 30° 角斜线以内的容量可以略少，避免笑起来时，内侧太突出。

（8）苹果肌下侧范围不要超过鼻小柱基底部水平，下侧量不能过多，以免显得苹果肌过大。

（9）苹果肌注射时，可边注射边按摩塑形，保证苹果肌注射区域的自然过渡。

（10）苹果肌注射时，从正面和侧面多观察，保证苹果肌有柔和的曲线。

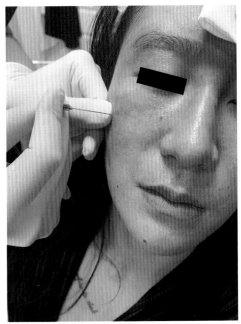

图 6-1-A

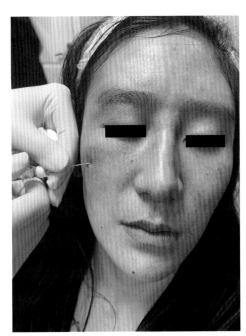

图 6-1-B

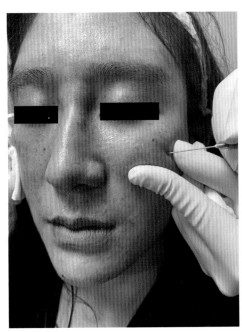

图 6-1-C

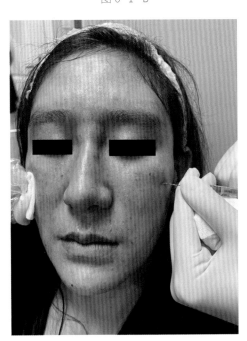

图 6-1-D

案例展示

案例一：

该求美者既往无玻尿酸注射史。此次选用乔雅登丰颜 2 支，注射苹果肌、鼻唇沟，左右各 0.5mL。选用爱贝芙 1 支注射鼻部。术前照片：**图 6-2-A~ 图 6-2-C**。术后照片：**图 6-2-D~ 图 6-2-F**。

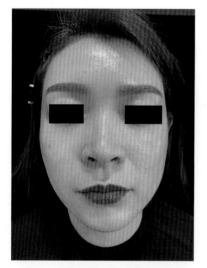
图 6-2-A　术前

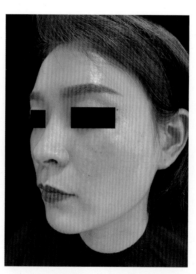
图 6-2-B　术前

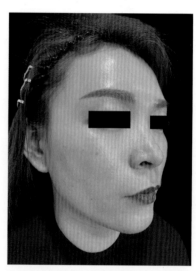
图 6-2-C　术前

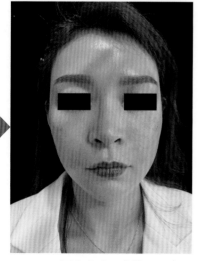
图 6-2-D　术后

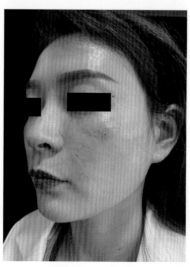
图 6-2-E　术后

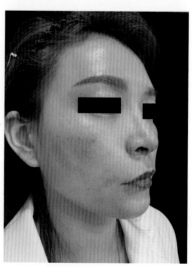
图 6-2-F　术后

案例二：

该求美者既往无玻尿酸注射填充史。此次选用乔雅登极致 2 支注射填充苹果肌，左右各 0.8mL。术前照片：**图 6-3-A**~**图 6-3-C**。术后照片：**图 6-3-D**~**图 6-3-F**。

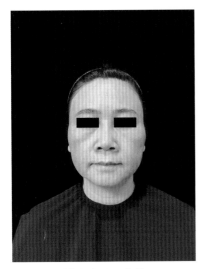

图 6-3-A　术前

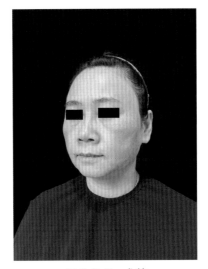

图 6-3-B　术前

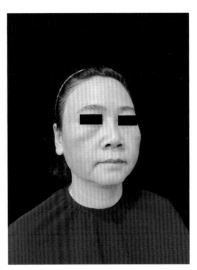

图 6-3-C　术前

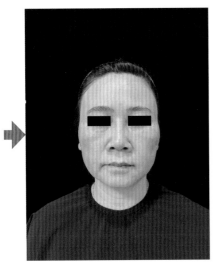

图 6-3-D　术后

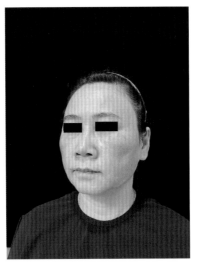

图 6-3-E　术后

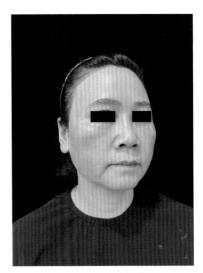

图 6-3-F　术后

案例三：

　　该求美者既往苹果肌无玻尿酸注射填充史。此次选用乔雅登雅致 2 支注射填充苹果肌，左右各 0.8mL。术前照片：**图 6-4-A~ 图 6-4-C**。术后照片：**图 6-4-D~ 图 6-4-F**。

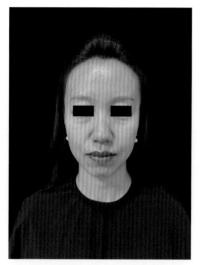

图 6-4-A　术前

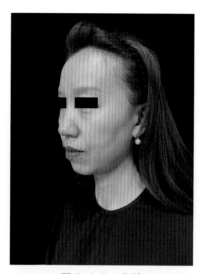

图 6-4-B　术前

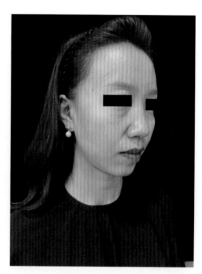

图 6-4-C　术前

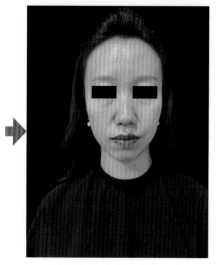

图 6-4-D　术后

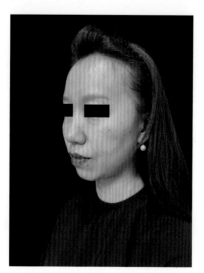

图 6-4-E　术后

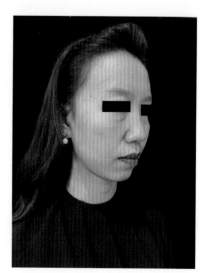

图 6-4-F　术后

案例四：

该求美者既往苹果肌无玻尿酸填充史。此次选用娇兰 1 支注射填充苹果肌，左右各 0.5mL。选用艾莉薇经典款 1 支注射填充鼻唇沟，左右各 0.5mL。术前照片：**图 6-5-A~ 图 6-5-C**。术后照片：**图 6-5-D~ 图 6-5-F**。

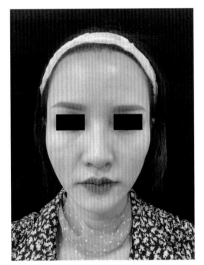
图 6-5-A　术前

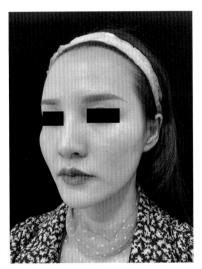
图 6-5-B　术前

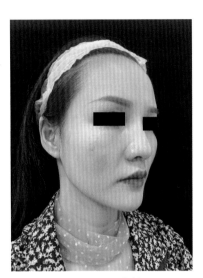
图 6-5-C　术前

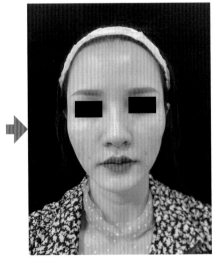
图 6-5-D　术后

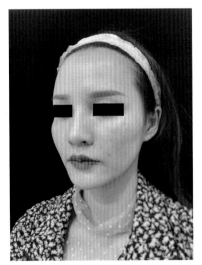
图 6-5-E　术后

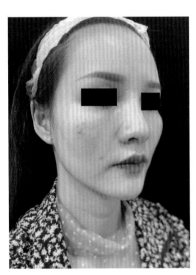
图 6-5-F　术后

案例五：

　　该求美者 1 年前在我院选用伊婉 V 注射填充过下颏、鼻唇沟。既往苹果肌无玻尿酸填充史。此次选用艾莉薇经典款 4 支注射填充面部。苹果肌左右各 0.5mL，颞部左右各 0.5mL，鼻唇沟左右各 0.5mL，下颏左右各 0.5mL。术前照片：**图 6-6-A~ 图 6-6-C**。术后照片：**图 6-6-D~ 图 6-6-F**。

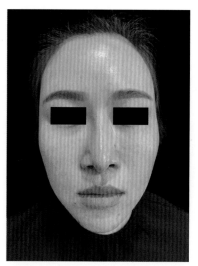

图 6-6-A　术前

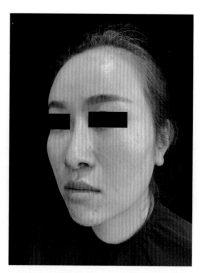

图 6-6-B　术前

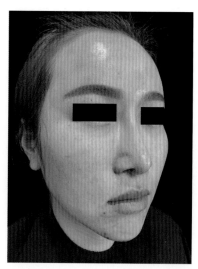

图 6-6-C　术前

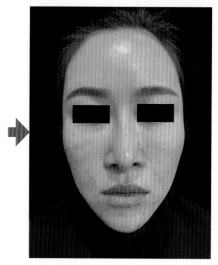

图 6-6-D　术后

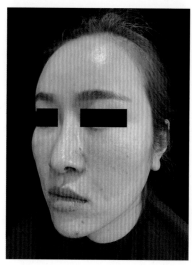

图 6-6-E　术后

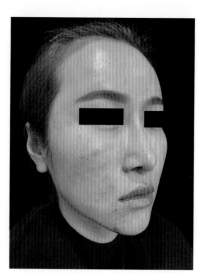

图 6-6-F　术后

案例六：

该求美者 2 年前曾在我院注射过颞部、额部、面颊、鼻子。此次选用艾莉薇风尚款 4 支注射填充眉弓、苹果肌、鼻唇沟。眉弓左右各 1mL，苹果肌左右各 0.5mL，鼻唇沟左右各 0.5mL。术前照片：**图 6-7-A~ 图 6-7-C**。术后照片：**图 6-7-D~ 图 6-7-F**。

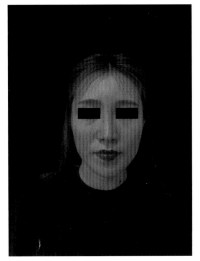
图 6-7-A 术前

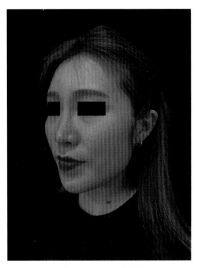
图 6-7-B 术前

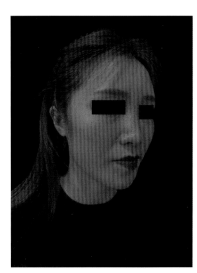
图 6-7-C 术前

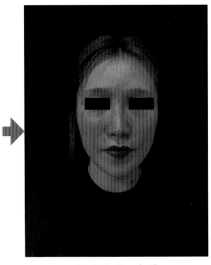
图 6-7-D 术后

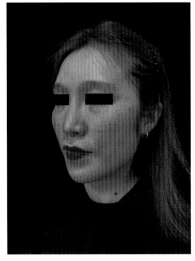
图 6-7-E 术后

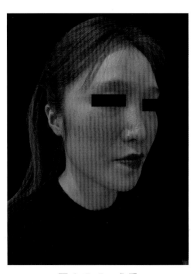
图 6-7-F 术后

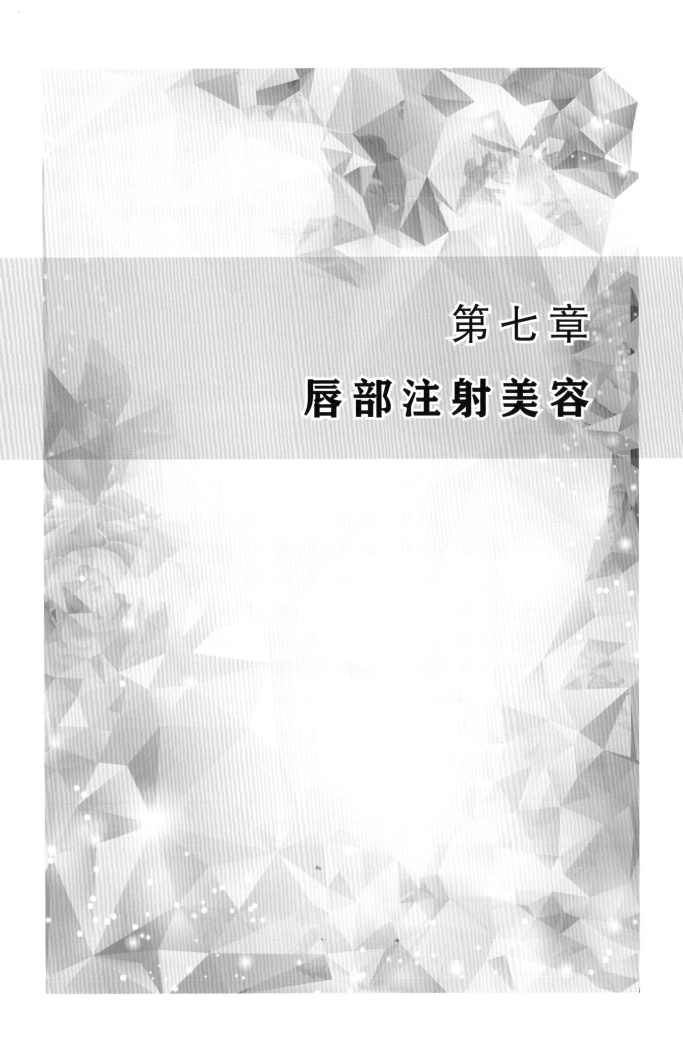

第七章
唇部注射美容

求美者的选择

（1）唇部填充过不明材料的求美者尽量避免注射。

（2）求美者要求不切实际时尽量避免注射。

（3）唇部做过唇部手术的求美者（唇裂修复、厚唇变薄、M唇等）尽量避免注射。

填充剂的选择

（1）针对年轻求美者，或唇部组织相对丰满时，由于唇部较柔软，可选择柔软、延展性好、吸水性低的玻尿酸，如乔雅登雅致、娇兰。

（2）针对年龄偏大、组织容量缺失较多、嘴唇出现明显干性皱纹的求美者，可选择支撑性较好的单相交联的材料，深层填充海魅、乔雅登丰颜、乔雅登极致，1个月后再浅层注射偏柔软的填充剂，如娇兰、乔雅登雅致。

（3）针对需要填充人中嵴、唇线的求美者，推荐支撑力强的填充剂，如乔雅登极致、乔雅登丰颜、海魅。

注射方法图解

（1）注射下唇时，辅助手拇指轻轻翻开嘴唇，注射手小拇指固定在辅助手上寻求支撑，保证注射时的稳定性（**图 7-1-A~ 图 7-1-E**）。

（2）注射上唇时，辅助手食指轻轻翻开上唇，注射手小拇指固定在辅助手拇指上寻找支撑（**图 7-1-F~ 图 7-1-I**）。

（3）唇线注射时，注射层次较浅，皮下或真皮深层的进针点在红唇与皮肤交界处（**图 7-1-J~ 图 7-1-P**）。

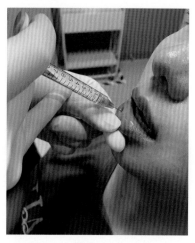
图 7-1-A

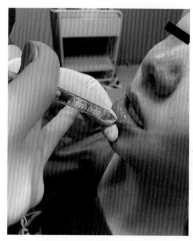
图 7-1-B

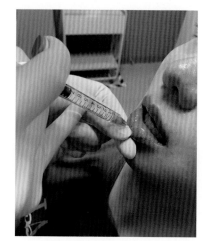
图 7-1-C

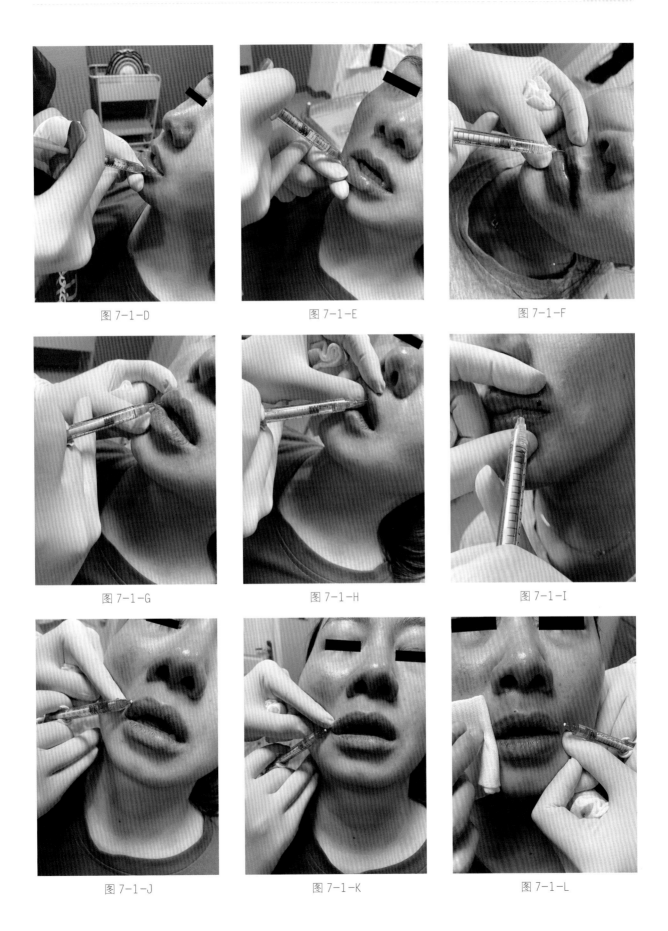

图 7-1-D

图 7-1-E

图 7-1-F

图 7-1-G

图 7-1-H

图 7-1-I

图 7-1-J

图 7-1-K

图 7-1-L

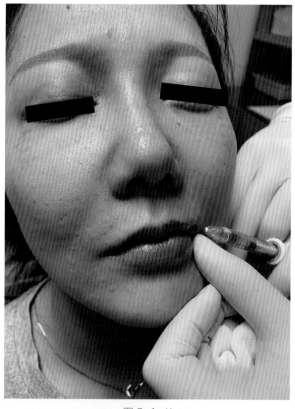

图 7-1-M

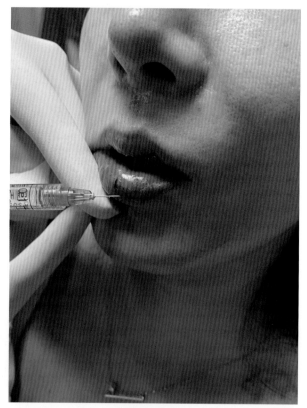

图 7-1-N

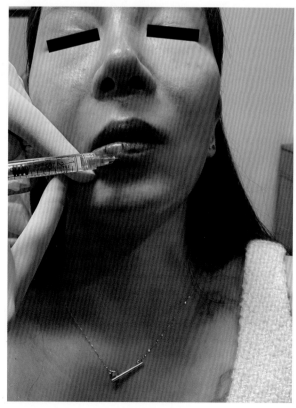

图 7-1-O

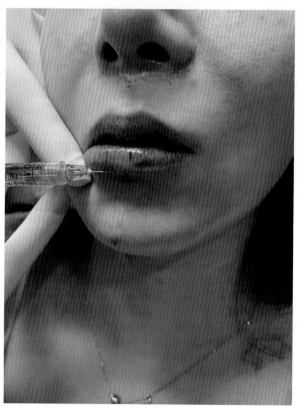

图 7-1-P

操作步骤

消毒：用施乐氏进行嘴唇消毒。

术前评估：①唇部是否注射过玻尿酸；②两侧唇部是否对称

注射层次：黏膜下层及肌肉浅层。

注射顺序：先注射唇珠，然后注射上唇两侧唇峰，再注射下唇两侧及中间位置。之后进行调整。最后需要注射唇线时，再注射唇线。

注射量：注射总量一般不超过 1mL。

注意事项

（1）唇部注射前敷麻药，注射时不加利多卡因，以免影响对唇形的判断。做到所打即所得。

（2）进针点的位置在干湿唇交界偏干侧（**图 7-1-A~ 图 7-1-I**）。

（3）选用 27G 锐针行点状注射。单点注射剂量不超过 0.1mL。

（4）单点注射后用纱布轻柔按摩塑形。每次塑形后，补充剂量时，应再次消毒，避免发生感染。

（5）保持坐位注射更方便。

（6）术前沟通时告知求美者唇部运动较多，该部位填充后填充剂吸收较快。

（7）上、下唇动脉靠近唇部齿侧走行，注射点位尽量靠近唇部外侧、皮下或黏膜下。锐针勿靠近齿侧，注射深度切勿太深。

（8）锐针在唇部注射时，不能保证回抽就在注射的层次。

（9）唇部较饱满的求美者，需要唇部外翻效果明显时，可行唇线的注射，达到外翻的效果。

（10）对于想要有口角上扬效果的求美者，在降口角肌处行肉毒素辅助治疗，达到口角上扬的效果。

案例展示

案例一：

该求美者 5 年前在我院行下唇厚唇变薄术，3 个月后在我院用伊婉 1 支行丰唇术，未注射人中嵴。此次选用乔雅登雅致 0.6mL 注射人中嵴。术前照片：**图 7-2-A~ 图 7-2-C**。术后照片：**图 7-2-D~ 图 7-2-F**。

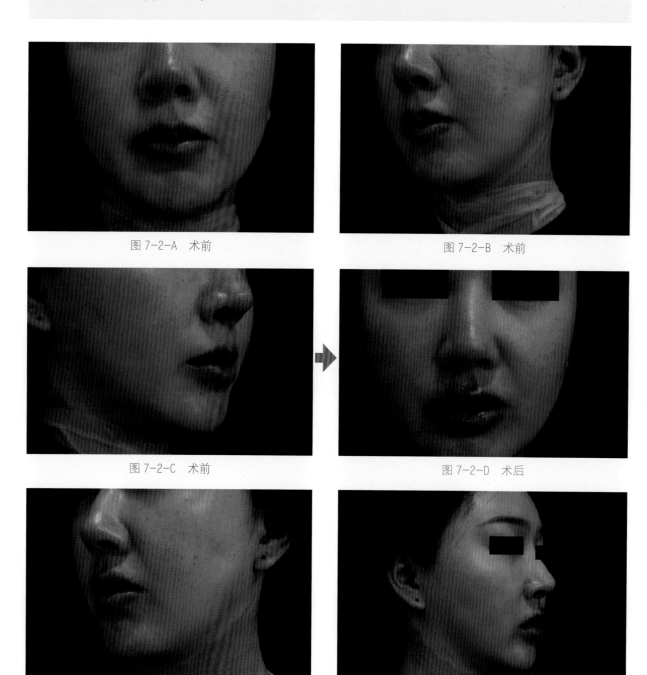

图 7-2-A　术前　　　　　　　　　　　　　　图 7-2-B　术前

图 7-2-C　术前　　　　　　　　　　　　　　图 7-2-D　术后

图 7-2-E　术后　　　　　　　　　　　　　　图 7-2-F　术后

案例二：

该求美者既往无唇部注射填充史，此次选用乔雅登雅致 1 支填充唇部。选用乔雅登极致 2 支，其中 1 支注射填充苹果肌，左右各 0.4mL。下颏有假体，另 1 支乔雅登极致衔接下颏。术前照片：**图 7-3-A~ 图 7-3-C**。术后照片：**图 7-3-D~ 图 7-3-F**。

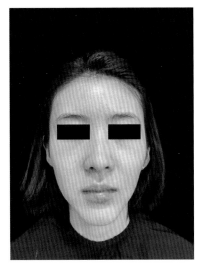

图 7-3-A 术前

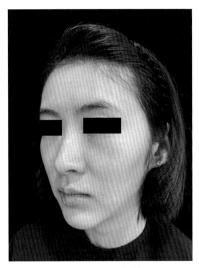

图 7-3-B 术前

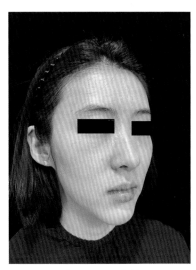

图 7-3-C 术前

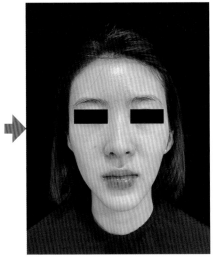

图 7-3-D 术后

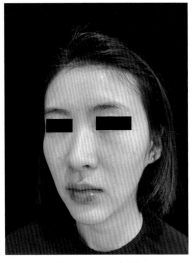

图 7-3-E 术后

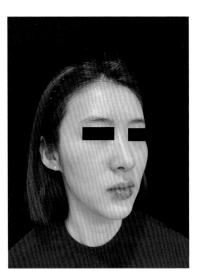

图 7-3-F 术后

案例三：

该求美者 2 年多前在我院选用瑞蓝 2 号 1 支注射填充唇部。此次选用娇兰 1 支，0.8mL 注射唇部，0.2mL 注射填充左侧鼻唇沟。术前照片：**图 7-4-A~ 图 7-4-C**。术后照片：**图 7-4-D~ 图 7-4-F**。

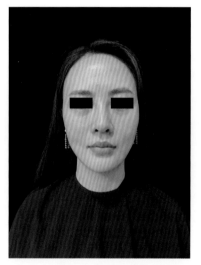
图 7-4-A　术前

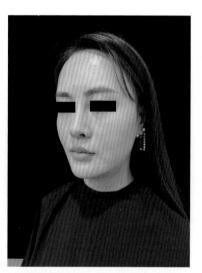
图 7-4-B　术前

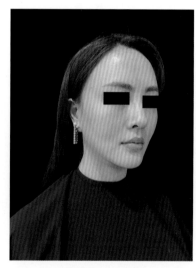
图 7-4-C　术前

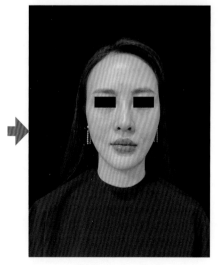
图 7-4-D　术后

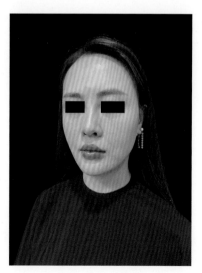
图 7-4-E　术后

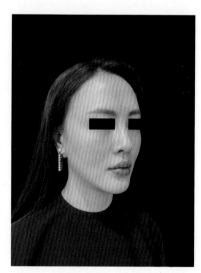
图 7-4-F　术后

案例四：

该求美者1个月前在我院选用乔雅登极致1支注射填充唇部。此次选用乔雅登极致1支再次注射填充唇部。术前照片：**图7-5-A**、**图7-5-B**。术后：**图7-5-C**、**图7-5-D**。

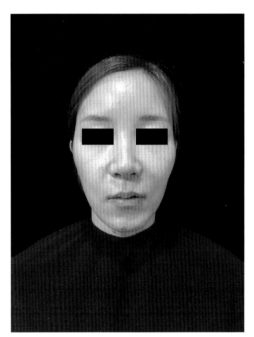
图 7-5-A 术前

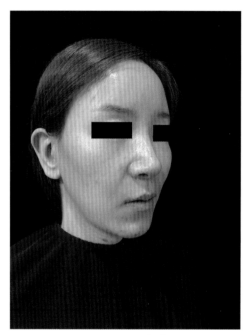
图 7-5-B 术前

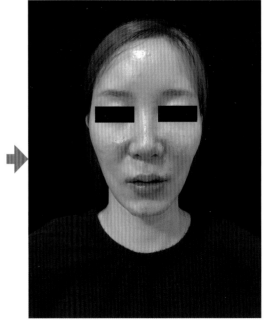
图 7-5-C 术后

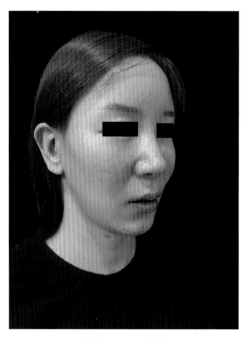
图 7-5-D 术后

案例五：

该求美者既往无唇部注射史，此次选用娇兰 1 支注射填充唇部。术前照片：**图 7-6-A~ 图 7-6-C**。术后照片：**图 7-6-D~ 图 7-6-F**。

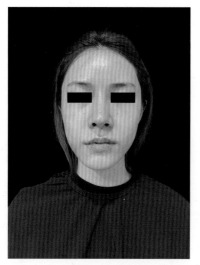
图 7-6-A 术前

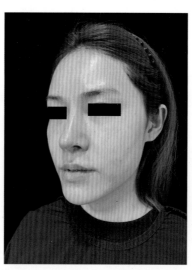
图 7-6-B 术前

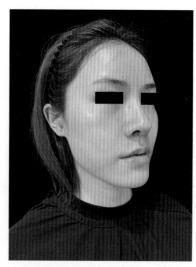
图 7-6-C 术前

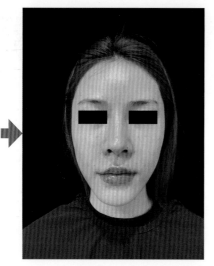
图 7-6-D 术后

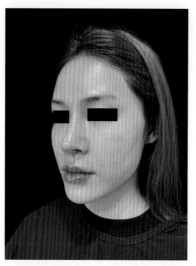
图 7-6-E 术后

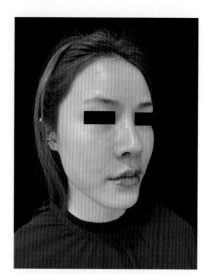
图 7-6-F 术后

案例六：

该求美者既往无唇部注射史，此次选用乔雅登雅致 1 支注射填充唇部。术前照片：**图 7-7-A**、**图 7-7-B**。术后照片：**图 7-7-C**、**图 7-7-D**。

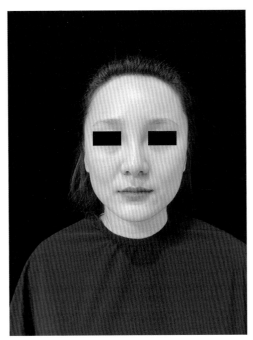

图 7-7-A 术前

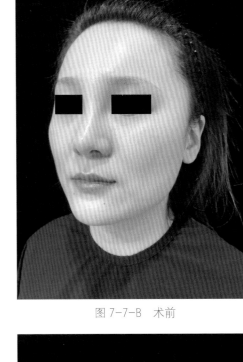

图 7-7-B 术前

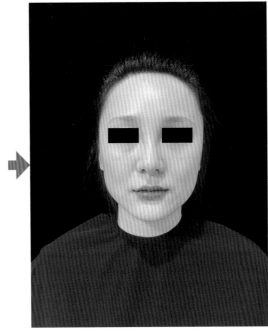

图 7-7-C 术后

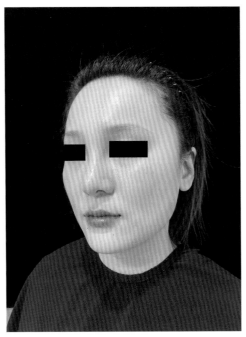

图 7-7-D 术后

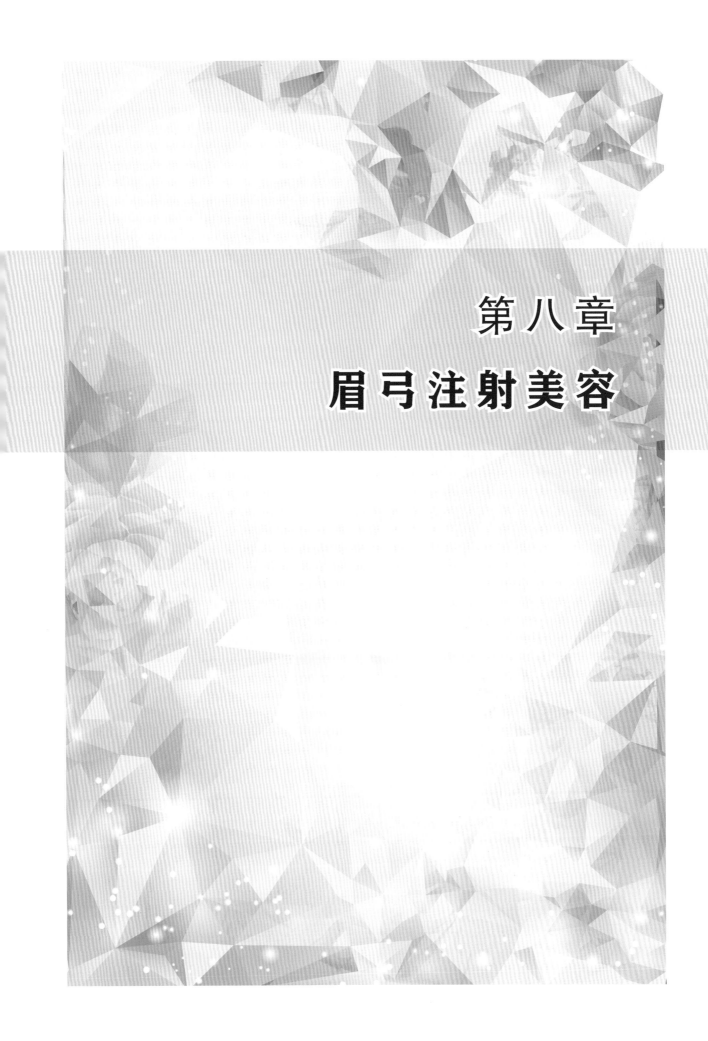

第八章
眉弓注射美容

求美者的选择

（1）眉弓低平、眉眼比例不协调的求美者适合进行填充。

（2）做过眉弓假体的求美者不予以注射。

填充剂的选择

可选择永久性材料爱贝芙、宝尼达，或乔雅登丰颜、乔雅登极致、海魅等。

注射方法图解

（1）进针点：眉尾处（**图 8-1-A、图 8-1-G**）。如果需要注射填充眉心时，进针点可根据钝针的长短向眉头侧靠近。

（2）针头：选用 23G 或 25G 钝针。

（3）求美者皮肤较松弛时，辅助手可绷紧眉尾处皮肤，方便进针（**图 8-1-B、图 8-1-H**）。

（4）钝针注射时，可用辅助手的手指轻轻压住钝针针头或手指捏住注射区域，感受玻尿酸填充的剂量（**图 8-1-C、图 8-1-D、图 8-1-I、图 8-1-J**）。

（5）眉弓处注射完成后，注意眉弓与额头的衔接区域，必要时少量注射，保证其柔和过渡（**图 8-1-E**）。

（6）单侧注射完成后，可用纱布对注射区域进行适当的按压塑形，保证注射区域的平整性（**图 8-1-F**）。

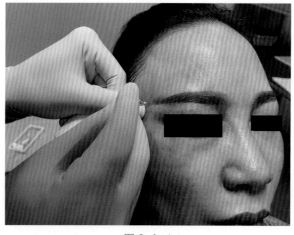

图 8-1-A

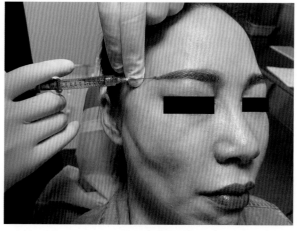

图 8-1-B

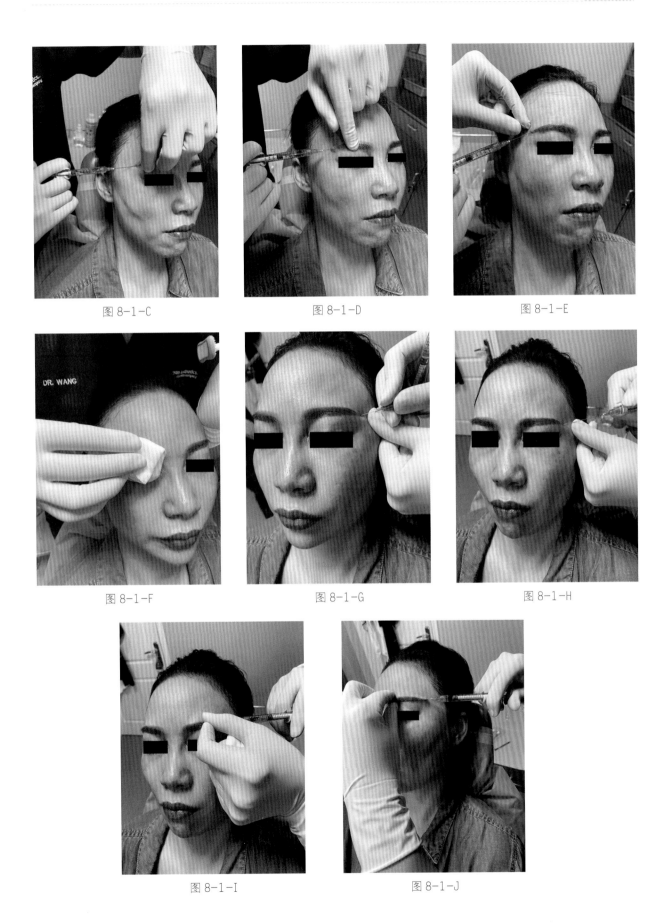

图 8-1-C

图 8-1-D

图 8-1-E

图 8-1-F

图 8-1-G

图 8-1-H

图 8-1-I

图 8-1-J

操作步骤

术前评估：求美者既往有无眉弓填充史。从正位或侧位等角度评估眉弓的情况，不熟练时可用记号笔标出填充部位。

消毒：用施乐氏进行眉弓处的消毒。

麻醉：玻尿酸中加入麻药或针头充满麻药即可。

注射层次：骨膜上层。

注射顺序：钝针进入眉头处，行退行性注射。先整体填充一部分，整体评估眉弓情况，然后填充需要衔接的位置。

注射量：一般宁少勿多，打造的是平滑、柔和的弧线，而不是单纯增加眉弓的突出度。

注意事项

（1）眉弓处有滑车上动脉、眶上动脉等血管，建议勿用锐针操作。钝针操作时要轻柔、缓慢推注。

（2）在眉尾与眶上孔注射区域，注射层次在骨膜上。过眶上孔区域时，动作一定要轻柔。眶上孔到眉头处注射层次越来越浅。

（3）注射时，采用线性退行性注射。

（4）深层注射后还不平整，可在浅层行少量注射，调整其平整性。

（5）眉弓区域注射过高时，显得眉弓很突兀。需要注意眉弓与额头衔接处的平稳过渡。

（6）注射时，切勿太靠下，以免将玻尿酸注射进眼轮匝肌支持韧带以下，使其进入眶内。

案例展示

案例一：

该求美者既往在外院用脂肪填充过眉弓，眉弓处无玻尿酸注射填充史。此次选用海魅1.5mL注射填充眉弓处。左右各0.75mL。术前照片：**图 8-2-A~ 图 8-2-E**。术后照片：**图 8-2-F~ 图 8-2-J**。

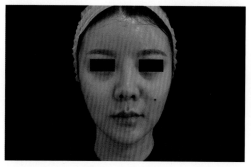

图 8-2-A 术前

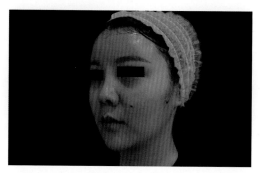

图 8-2-B 术前

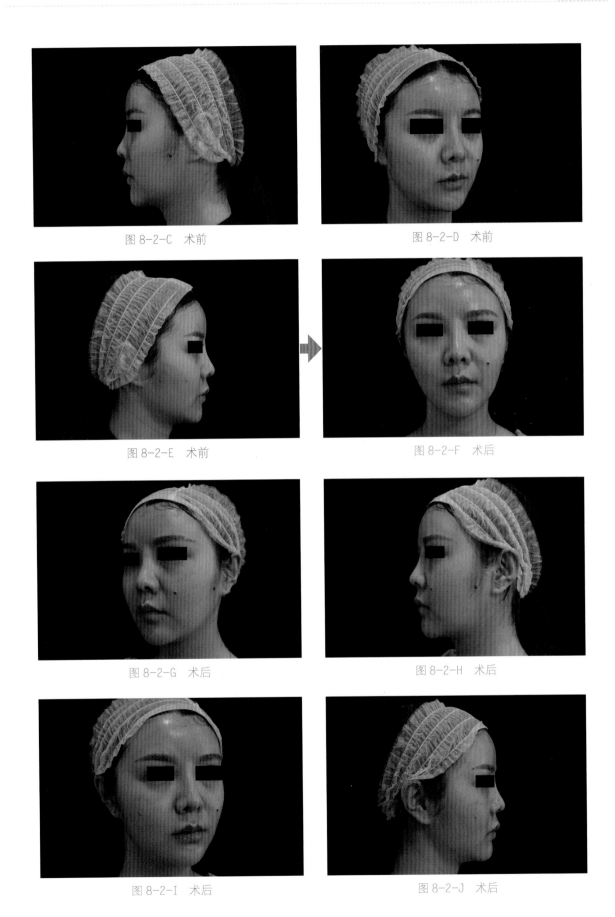

图 8-2-C　术前

图 8-2-D　术前

图 8-2-E　术前

图 8-2-F　术后

图 8-2-G　术后

图 8-2-H　术后

图 8-2-I　术后

图 8-2-J　术后

案例二：

该求美者既往无眉弓注射填充史。此次选用伊婉致美 2 支注射填充眉弓，左右各 1mL。术前照片：**图 8-3-A~ 图 8-3-C**。术后照片：**图 8-3-D~ 图 8-3-F**。

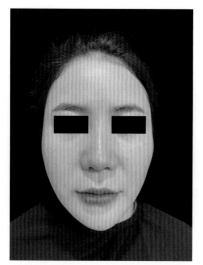
图 8-3-A　术前

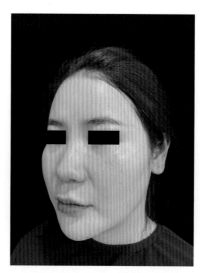
图 8-3-B　术前

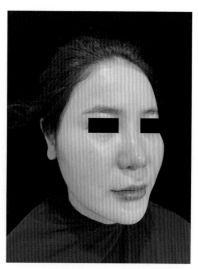
图 8-3-C　术前

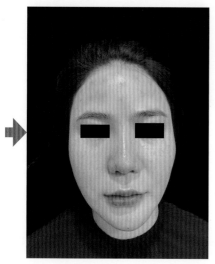
图 8-3-D　术后

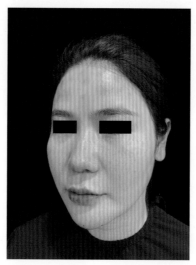
图 8-3-E　术后

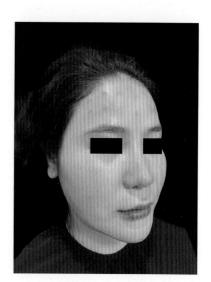
图 8-3-F　术后

案例三：

该求美者既往无眉弓注射填充史。此次选用海魅 2 支注射填充眉弓。左右各 0.9mL，右侧颞部 0.2mL。术前照片：**图 8-4-A~ 图 8-4-C**。术后照片：**图 8-4-D~ 图 8-4-F**。

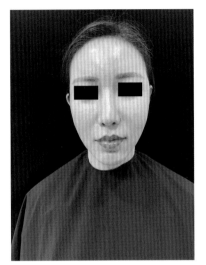

图 8-4-A 术前

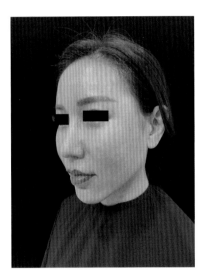

图 8-4-B 术前

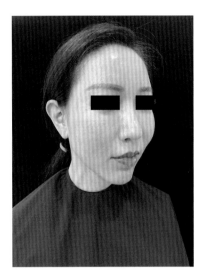

图 8-4-C 术前

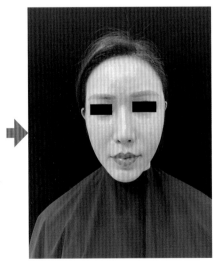

图 8-4-D 术后

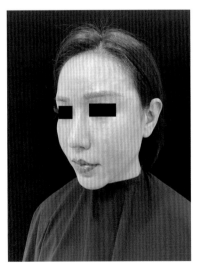

图 8-4-E 术后

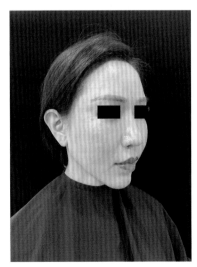

图 8-4-F 术后

案例四：

该求美者既往无眉弓注射填充史。此次选用乔雅登丰颜 2 支注射填充眉弓，左右各 1mL。
术前照片：**图 8-5-A~ 图 8-5-C**。术后照片：**图 8-5-D~ 图 8-5-F**。

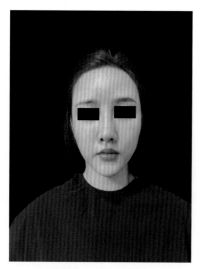

图 8-5-A 术前

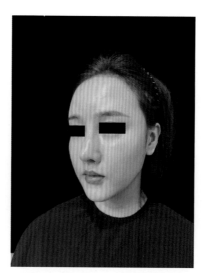

图 8-5-B 术前

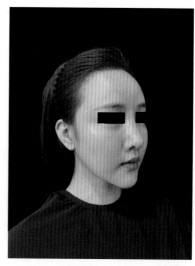

图 8-5-C 术前

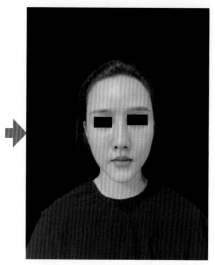

图 8-5-D 术后

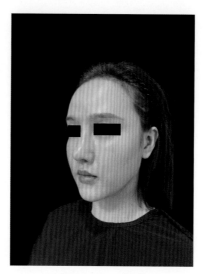

图 8-5-E 术后

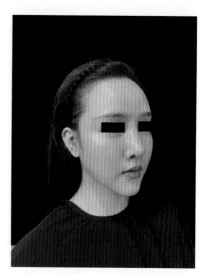

图 8-5-F 术后

案例五：

　　该求美者既往无眉弓注射填充史。此次选用海魅 1.5mL 注射填充眉弓，左侧 0.7mL，右侧 0.8mL。术前照片：**图 8-6-A~ 图 8-6-E**。术后照片：**图 8-6-F~ 图 8-6-J**。

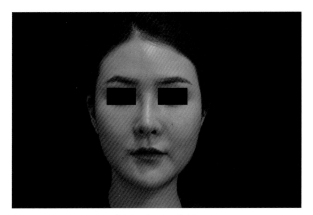

图 8-6-A　术前

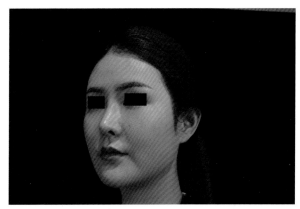

图 8-6-B　术前

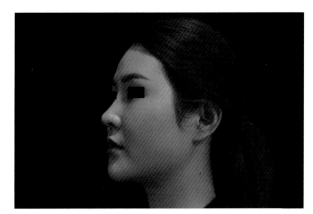

图 8-6-C　术前

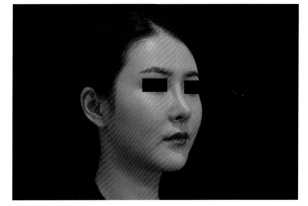

图 8-6-D　术前

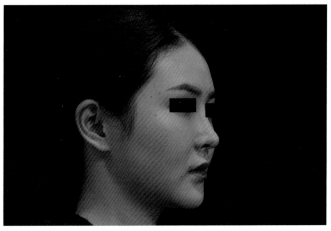

图 8-6-E　术前

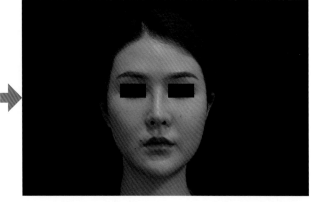

图 8-6-F　术后

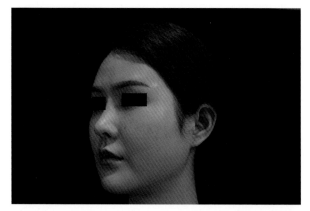

图 8-6-G　术后

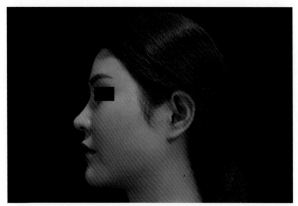

图 8-6-H　术后

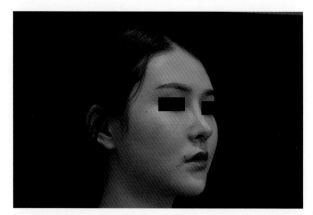

图 8-6-I　术后

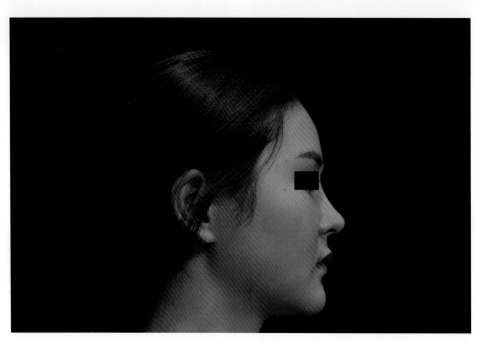

图 8-6-J　术后

案例六：

该求美者既往无眉弓注射填充史。此次选用乔雅登极致 2 支注射填充眉弓、鼻唇沟，眉弓、鼻唇沟左右各 0.4mL。术前照片：**图 8-7-A~ 图 8-7-E**。术后照片：**图 8-7-F~ 图 8-7-J**。

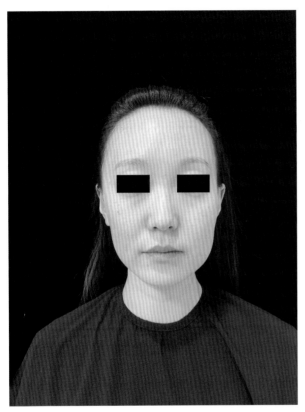

图 8-7-A　术前

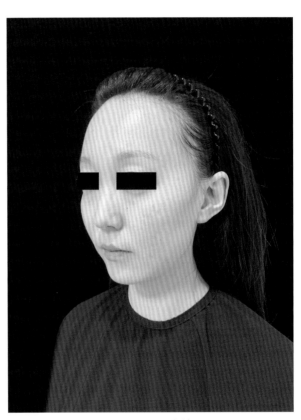

图 8-7-B　术前

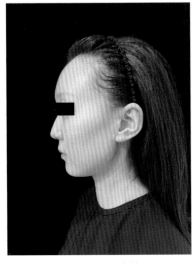

图 8-7-C　术前

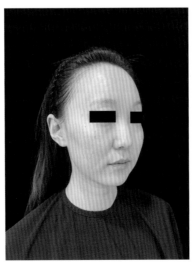

图 8-7-D　术前

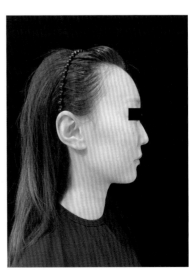

图 8-7-E　术前

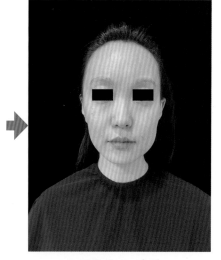

图 8-7-F 术后

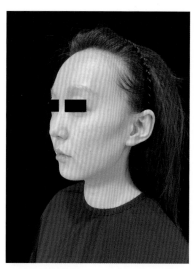

图 8-7-G 术后

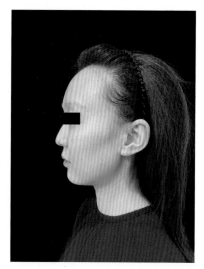

图 8-7-H 术后

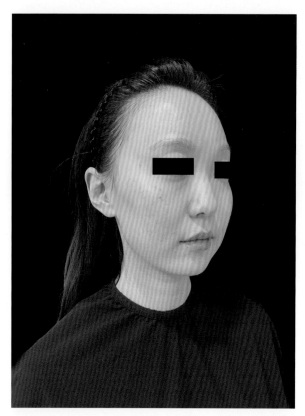

图 8-7-I 术后

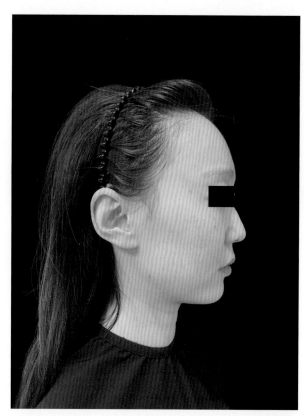

图 8-7-J 术后

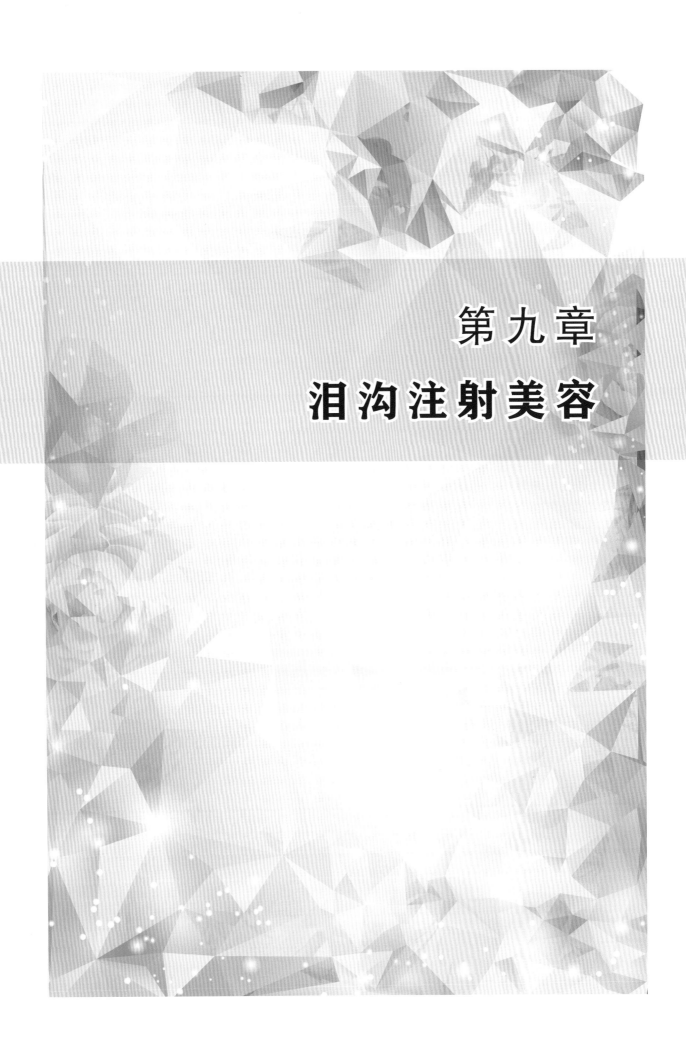

第九章
泪沟注射美容

求美者的选择

（1）未做眼袋手术、泪沟明显的求美者。

（2）泪沟伴轻微眼袋的求美者。

（3）既往行眼袋切除术、泪沟明显的求美者。

填充剂的选择

可选择嗨体熊猫针或胶原蛋白进行泪沟的填充。

注射方法图解

（1）进针点：外眦垂直向下 2~3cm 处，结合泪沟位置进行适当调整（**图 9-1-A~ 图 9-1-E**）。

（2）针头的选择：选择 27G 的钝针或 34G 的锐针。

（3）破皮针选择：使用 27G 钝针注射时，选用 1mL 注射器针头破皮，尽量减小创口（**图 9-1-A、图 9-1-E**）。

（4）注射时，嘱求美者尽量端坐，眼睛平视前方，更利于注射期间医师判断注射剂量（**图 9-1-C、图 9-1-F、图 9-1-G**）。

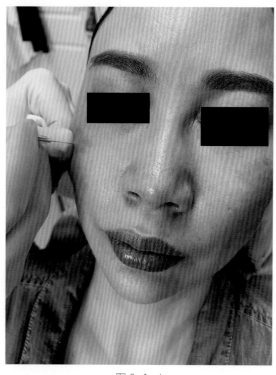

图 9-1-A

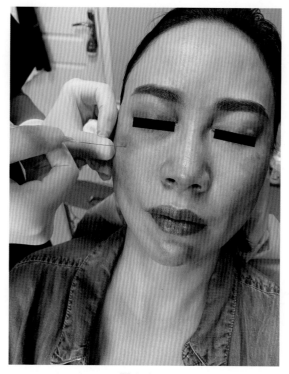

图 9-1-B

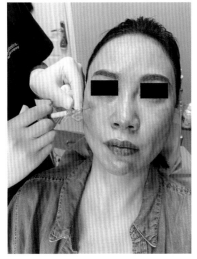

图 9-1-C

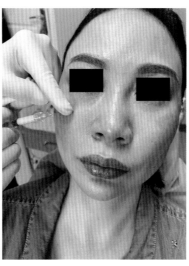

图 9-1-D

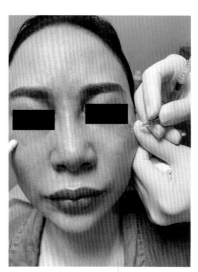

图 9-1-E

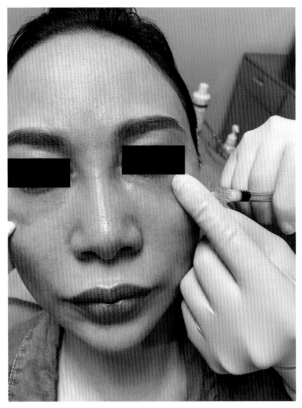

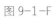
图 9-1-F

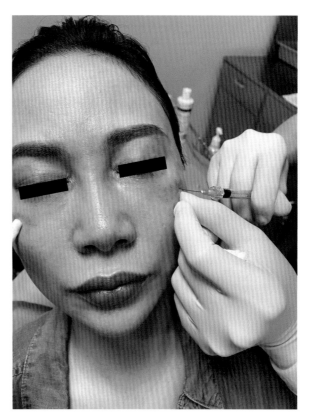

图 9-1-G

操作步骤

　　术前评估：①既往有无泪沟填充史以及眼袋手术史。②注射前，动态及静态下评估两侧泪沟的凹陷程度。③用记号笔标出需填充部位。

　　消毒：用施乐氏进行消毒。

　　麻醉：用钝针添加少量利多卡因或钝针充满麻药即可。

　　注射层次：皮下脂肪层凹陷较严重者，眶骨缘上需用锐针做深层支撑填充。

　　注射顺序：先注射泪沟最凹陷处，再注射其他部位。

　　注射量：一侧剂量一般不超过 0.5mL。

注意事项

　　（1）在泪沟处钝针、锐针均可以操作。用钝针操作时，术中求美者体验感可能更好，也更不容易发生瘀青。

　　（2）钝针注射时，切不可太浅。可以先深层注射一部分，浅层再进行修饰调整。

　　（3）注射时，可边注射边按压塑形。注射时剂量切忌过多，以免术后发生水肿。

　　（4）既往注射过胶原蛋白的求美者，皮下粘连较紧，用钝针平铺注射时，动作要轻柔，切勿暴力。

　　（5）填充前，应在静态、动态等多种情况下评估求美者的情况。对于动态下泪沟较轻的求美者，注射时剂量尽量少一点。

案例展示

案例一：

该求美者既往无玻尿酸、胶原蛋白注射填充史。术前有轻微眼袋。此次选用嗨体熊猫针1支注射填充泪沟，左右各 0.5mL。术前照片：**图 9-2-A~ 图 9-2-C**。术后照片：**图 9-2-D~ 图 9-2-F**。

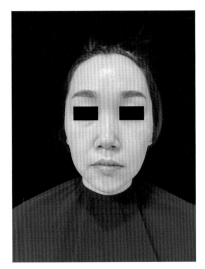

图 9-2-A 术前

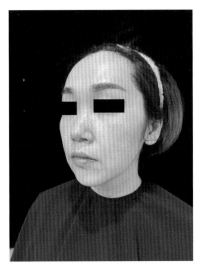

图 9-2-B 术前

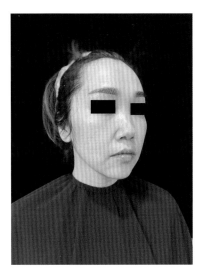

图 9-2-C 术前

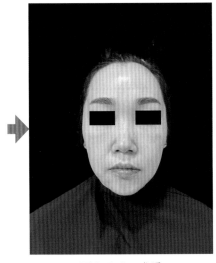

图 9-2-D 术后

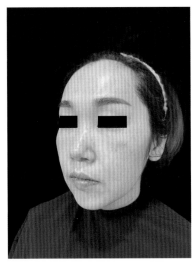

图 9-2-E 术后

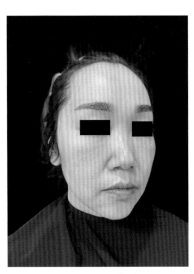

图 9-2-F 术后

案例二：

　　该求美者 4 个月前在我院选用嗨体熊猫针 1 支注射填充过泪沟。此次为第二次注射，选用嗨体熊猫针 1 支填充注射泪沟，左右各 0.5mL。术前照片：**图 9-3-A~ 图 9-3-C**。术后照片：**图 9-3-D~ 图 9-3-F**。

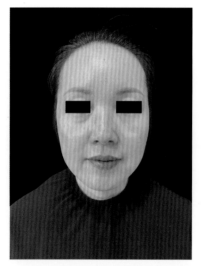

图 9-3-A　术前

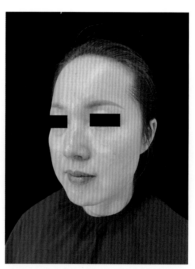

图 9-3-B　术前

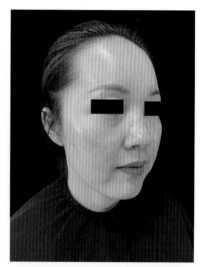

图 9-3-C　术前

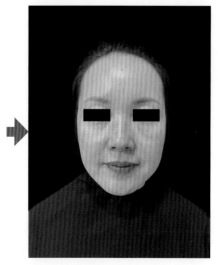

图 9-3-D　术后

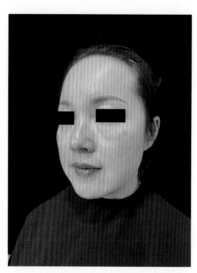

图 9-3-E　术后

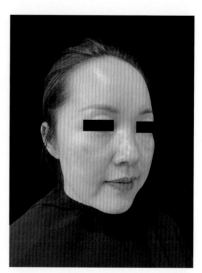

图 9-3-F　术后

案例三：

　　该求美者既往无泪沟注射填充史。此次选用嗨体熊猫针 1 支填充泪沟，左右各 0.5mL。术前照片：**图 9-4-A~ 图 9-4-C**。术后照片：**图 9-4-D~ 图 9-4-F**。

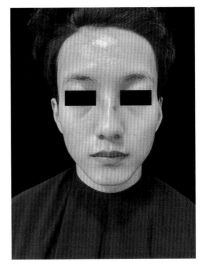

图 9-4-A　术前

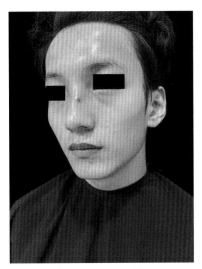

图 9-4-B　术前

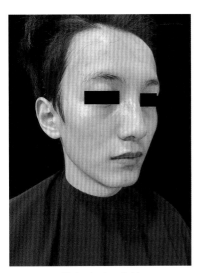

图 9-4-C　术前

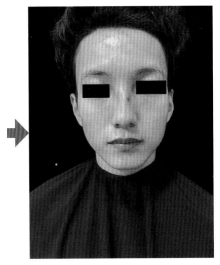

图 9-4-D　术后

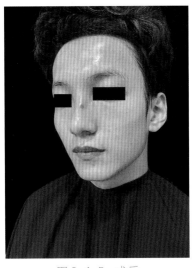

图 9-4-E　术后

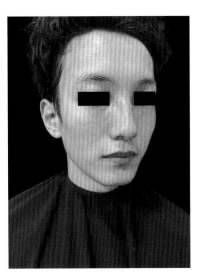

图 9-4-F　术后

案例四：

该求美者既往无泪沟注射填充史。此次选用肤丽美胶原蛋白 1 支注射填充泪沟。左右各 0.5mL。术前照片：**图 9-5-A~ 图 9-5-C**。术后照片：**图 9-5-D~ 图 9-5-F**。

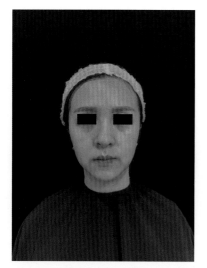
图 9-5-A　术前

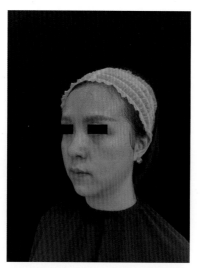
图 9-5-B　术前

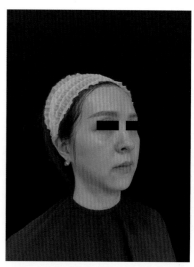
图 9-5-C　术前

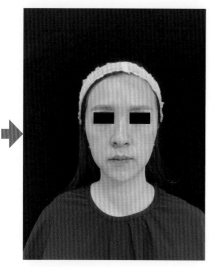
图 9-5-D　术后

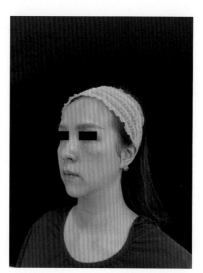
图 9-5-E　术后

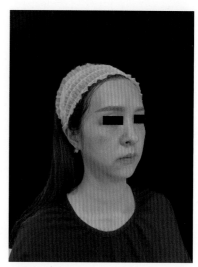
图 9-5-F　术后

案例五：

该求美者既往无泪沟注射填充史。此次选用肤丽美胶原蛋白1支注射填充泪沟。左右各0.5mL。术前照片：**图 9-6-A~ 图 9-6-C**。术后照片：**图 9-6-D~ 图 9-6-F**。

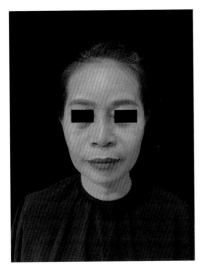
图 9-6-A　术前

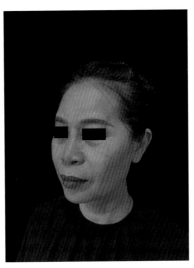
图 9-6-B　术前

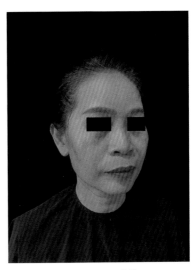
图 9-6-C　术前

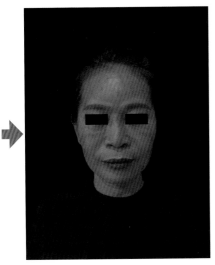
图 9-6-D　术后

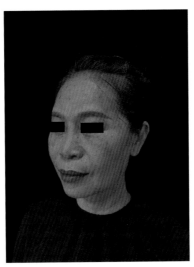
图 9-6-E　术后

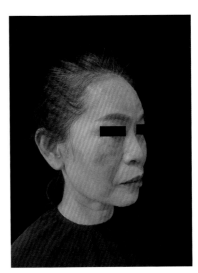
图 9-6-F　术后

案例六：

该求美者既往无泪沟注射填充史。此次选用嗨体熊猫针 1 支注射填充泪沟，左右各 0.5mL。

术前照片：**图 9-7-A**~ **图 9-7-C**。术后照片：**图 9-7-D**~ **图 9-7-F**。

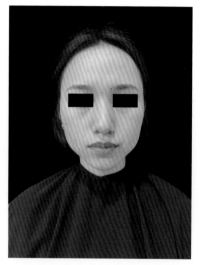

图 9-7-A 术前

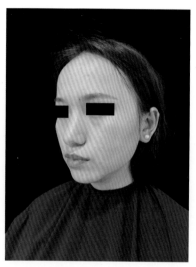

图 9-7-B 术前

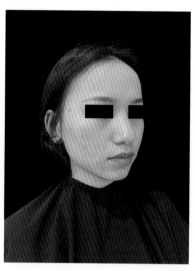

图 9-7-C 术前

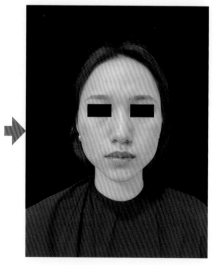

图 9-7-D 术后

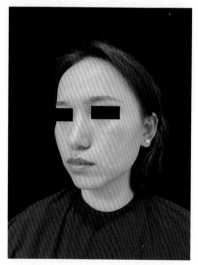

图 9-7-E 术后

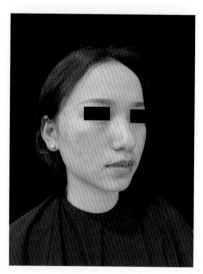

图 9-7-F 术后

第十章

精灵耳注射美容

求美者的选择

（1）耳朵太贴面即颅耳角＜30°的求美者，可以行精灵耳注射。

（2）既往取过耳软骨行隆鼻手术的求美者，也可以行精灵耳注射，改善颅耳角的角度，但效果比未取过耳软骨的求美者要差。

（3）希望注射后脸看起来更小巧、更有幼龄感的求美者，可以行精灵耳注射。

（4）对于只在意耳轮不突出的求美者，可只行耳轮注射。

填充剂的选择

（1）可以选择支撑性好、抗移位能力强的玻尿酸，如海魅、乔雅登丰颜等。

（2）选择含利多卡因的玻尿酸，术后患者的疼痛感要轻一点。

注射方法图解

（1）找准耳后肌的位置，耳后纵向长度中点偏上一点的位置作为第一进针点。上下各5mm作为第二、第三进针点（**图 10–1–A~ 图 10–1–E**）。

（2）当耳后玻尿酸注射完毕，颅耳角的角度合适后，再改善耳轮的大小及饱满度。在耳轮中间选取一个进针点，用23G或25G钝针进行注射填充（**图 10–1–F~ 图 10–1–G**）。

（3）用钝针操作时，不能保证耳轮所有位置的饱满度。对于容量还有欠缺的位置，可用锐针在皮下进行少量的补充注射（**图 10–1–H~ 图 10–1–J**）。

（4）最后对于需要行耳垂注射的求美者行耳垂注射填充（**图 10–1–K**）。

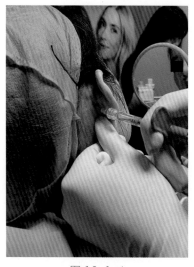
图 10–1–A

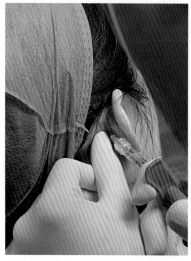
图 10–1–B

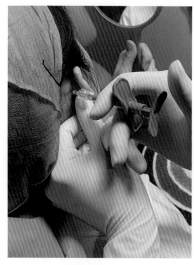
图 10–1–C

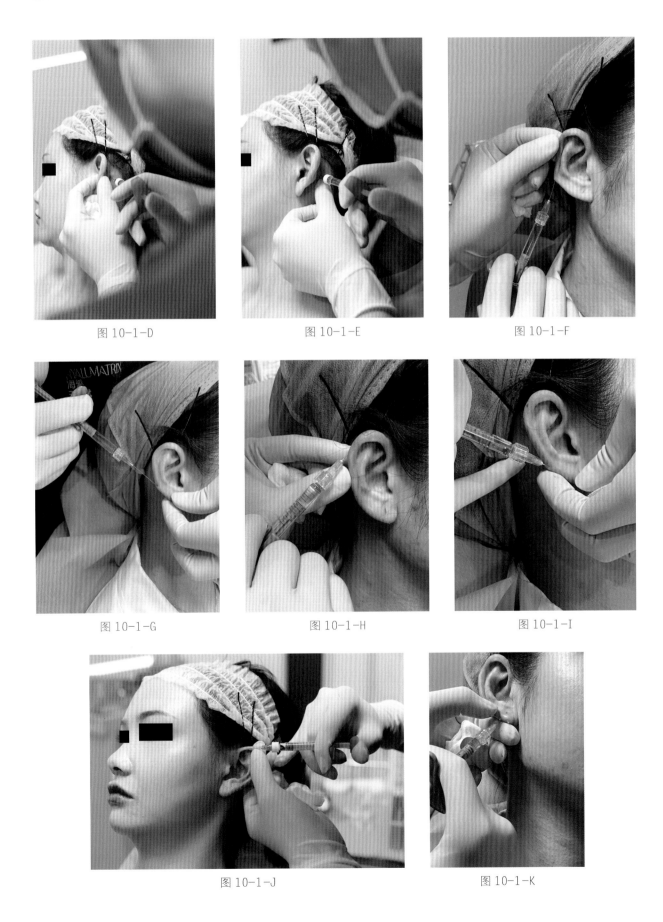

图 10-1-D　　　　　　　　　　图 10-1-E　　　　　　　　　　图 10-1-F

图 10-1-G　　　　　　　　　　图 10-1-H　　　　　　　　　　图 10-1-I

图 10-1-J　　　　　　　　　　　　图 10-1-K

操作步骤

消毒：消毒前包头，处理好头发。耳部用碘伏进行消毒。

术前评估：①两侧耳朵的大小、位置、形状有无差异。②两侧颅耳角的角度是否存在差异。

注射层次：骨膜上层。

注射顺序：找准耳后肌的位置，将耳后纵向长度中点偏上一点的位置作为第一进针点。上下各5mm 作为第二、第三进针点。再注射耳轮，保证耳轮的饱满性。最后注射耳垂。

注意事项

（1）耳后主要由耳后动脉进行供血，耳后动脉位于耳后肌附近的深面。锐针抵到骨膜时，一定要有回抽，无血后再进行注射。

（2）耳大神经后支与耳后肌位置很近，单点剂量切勿太多，以免压迫耳后神经。

（3）锐针抵到骨面时，如果求美者诉疼痛难忍，可能穿过或压迫耳后神经，拔针后更换注射点位。

（4）耳后神经较多，包括耳颞神经、迷走神经耳支、耳后神经、耳大神经后支及枕小神经。注射后有部分求美者出现耳部周围疼痛，与耳后神经较多、支配范围较广有关。

（5）改变颅耳角的角度，不需要太多的剂量即可。单点剂量一般不建议超过 1mL。

（6）耳部动静脉血管网丰富，耳部皮肤和软骨之间无脂肪组织，此层次一般不建议行玻尿酸填充注射，容易产生瘀青，并且对整体耳部形态改善不大。

（7）耳轮处血管丰富，在此处进行容量填充时，一般建议用钝针进行注射填充，不容易产生瘀青，求美者体验感更好。

（8）耳部血管丰富，如果求美者注射后出现听力下降，可能是玻尿酸引起了局部栓塞。如果血管完全栓塞，可导致失聪。

（9）耳后有耳上脂肪室、耳后中间脂肪室、耳下脂肪室。一般玻尿酸注射剂量过多时，主要填充在耳后脂肪室内。但注射剂量不宜过多，以免压迫神经或血管。

（10）精灵耳由于玻尿酸注射较多，注射后的疼痛可能导致入睡困难，可口服止痛药改善睡眠。

（11）耳垂处能填充的剂量较少，注射量太多时，可能压迫耳垂，导致血液障碍。如果出现耳垂苍白等缺血症状，立即挤出玻尿酸，反复按摩，使其恢复血供。

案例展示

案例一：

该求美者既往耳部无玻尿酸注射填充史。此次选用艾莉薇风尚款 13 支注射填充耳部。左侧 6mL，右侧 7mL。术前照片：**图 10-2-A~图 10-2-F**。术后照片：**图 10-2-G~图 10-2-L**。

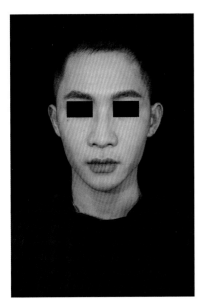
图 10-2-A 术前

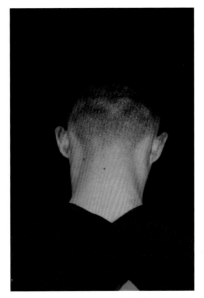
图 10-2-B 术前

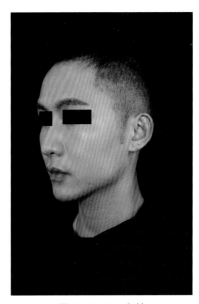
图 10-2-C 术前

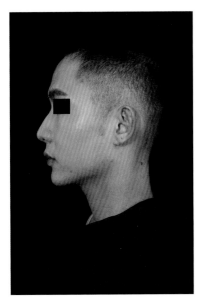
图 10-2-D 术前

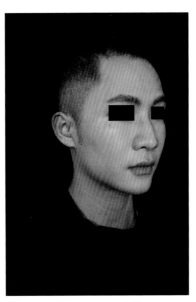
图 10-2-E 术前

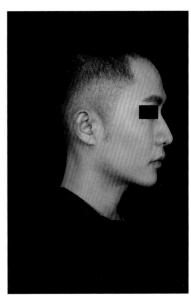
图 10-2-F 术前

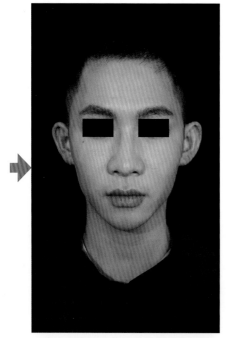

图 10-2-G　术后

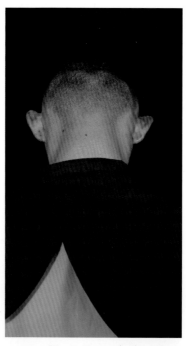

图 10-2-H　术后

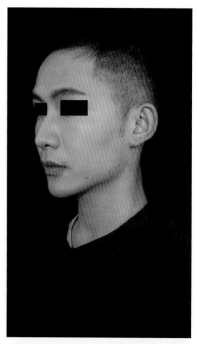

图 10-2-I　术后

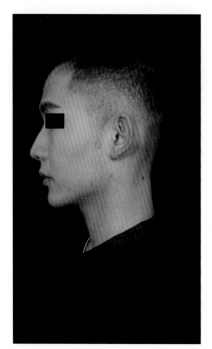

图 10-2-J　术后

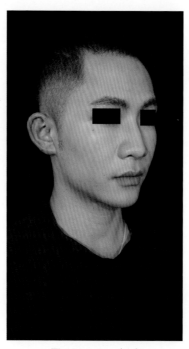

图 10-2-K　术后

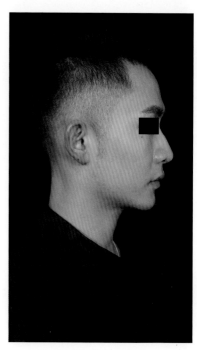

图 10-2-L　术后

案例二：

　　该求美者既往耳部无玻尿酸注射填充史。此次选用莫娜丽莎5支注射填充耳部。左右各2.5mL。术前照片：**图 10-3-A~ 图 10-3-F**。术后照片：**图 10-3-G~ 图 10-3-L**。

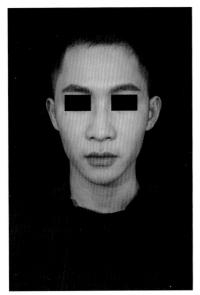

图 10-3-A　术前

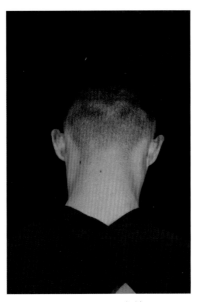

图 10-3-B　术前

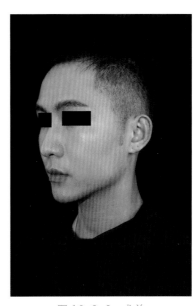

图 10-3-C　术前

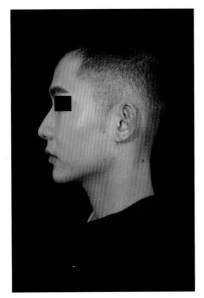

图 10-3-D　术前

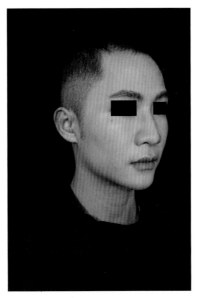

图 10-3-E　术前

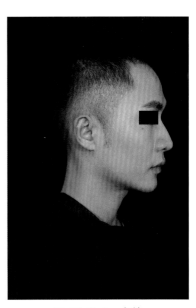

图 10-3-F　术前

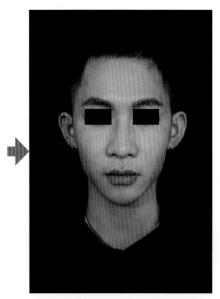
图 10-3-G 术后

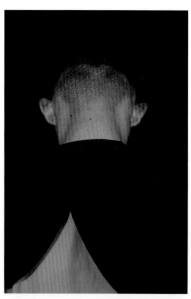
图 10-3-H 术后

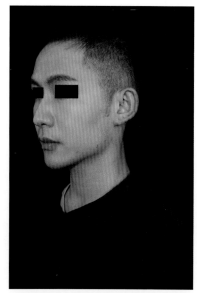
图 10-3-I 术后

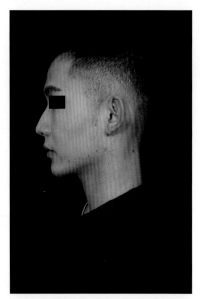
图 10-3-J 术后

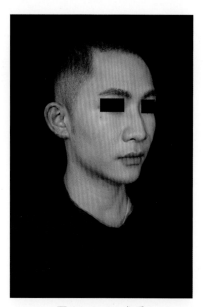
图 10-3-K 术后

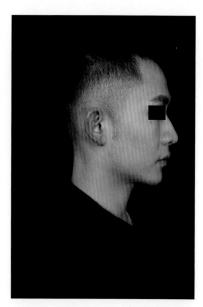
图 10-3-L 术后

案例三：

　　该求美者既往耳部无玻尿酸注射填充史。此次选用莫娜丽莎 7 支注射填充耳部。左右各 3.5mL。术前照片：**图 10-4-A~ 图 10-4-E**。术后照片：**图 10-4-F~ 图 10-4-J**。

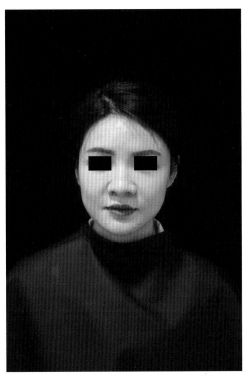
图 10-4-A　术前

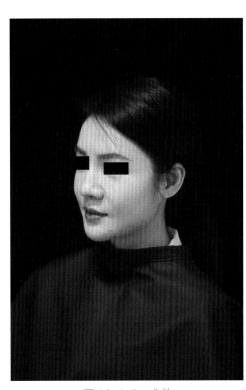
图 10-4-B　术前

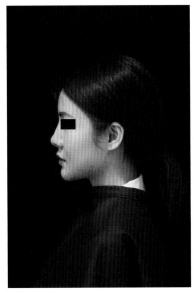
图 10-4-C　术前

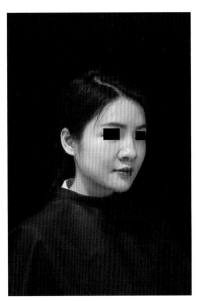
图 10-4-D　术前

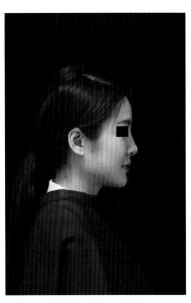
图 10-4-E　术前

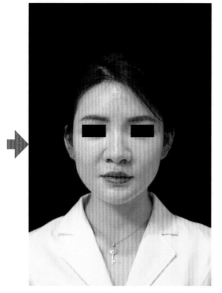

图 10-4-F　术后

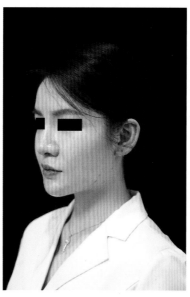

图 10-4-G　术后

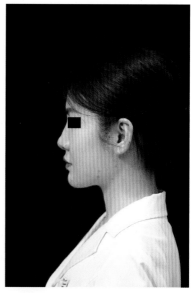

图 10-4-H　术后

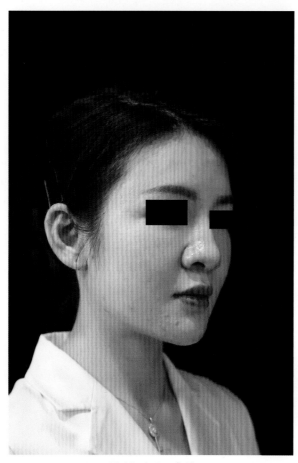

图 10-4-I　术后

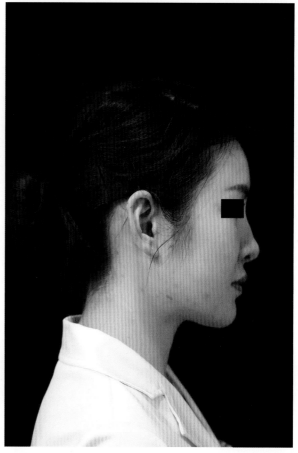

图 10-4-J　术后

案例四：

该求美者既往取双侧耳软骨行隆鼻手术，耳部无玻尿酸注射填充史。此次选用润致 5 支注射填充耳部，左右各 2.5mL。术前照片：**图 10-5-A~ 图 10-5-F**。术后照片：**图 10-5-G~ 图 10-5-L**。

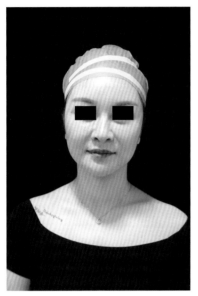

图 10-5-A 术前

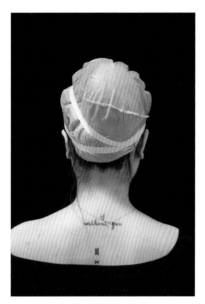

图 10-5-B 术前

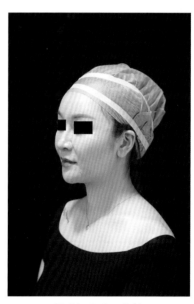

图 10-5-C 术前

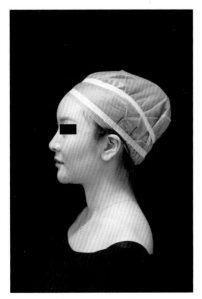

图 10-5-D 术前

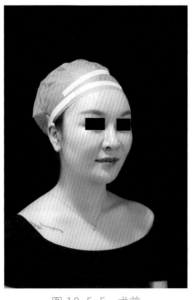

图 10-5-E 术前

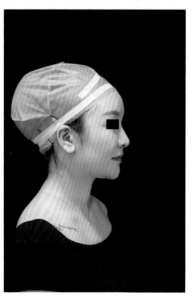

图 10-5-F 术前

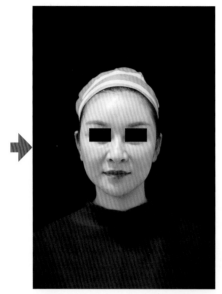

图 10-5-G　术后

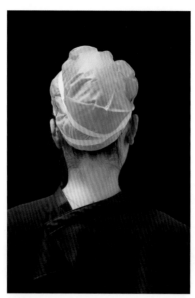

图 10-5-H　术后

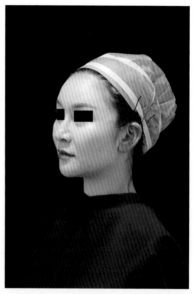

图 10-5-I　术后

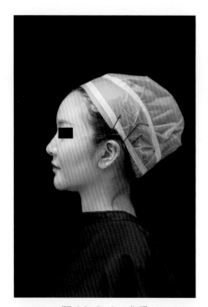

图 10-5-J　术后

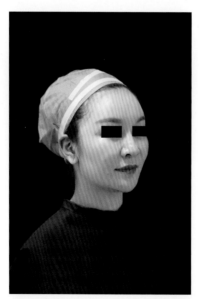

图 10-5-K　术后

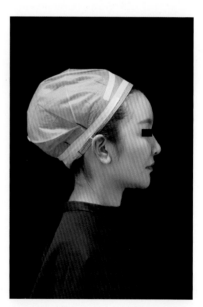

图 10-5-L　术后

案例五：

该求美者既往耳部无玻尿酸注射填充史。此次选用莫娜丽莎 20 支（单支 0.5mL）注射填充耳部。左右各 5mL。术前照片：**图 10-6-A~ 图 10-6-F**。术后照片：**图 10-6-G~ 图 10-6-L**。

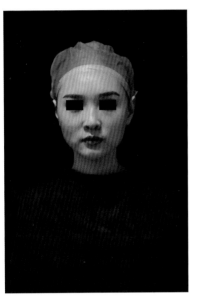

图 10-6-A　术前

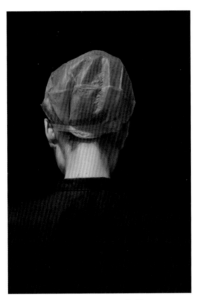

图 10-6-B　术前

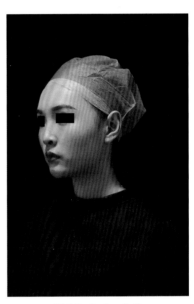

图 10-6-C　术前

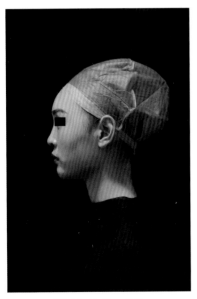

图 10-6-D　术前

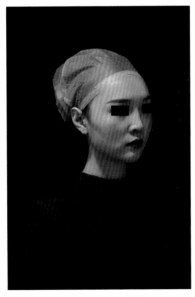

图 10-6-E　术前

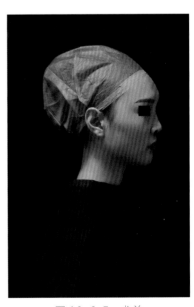

图 10-6-F　术前

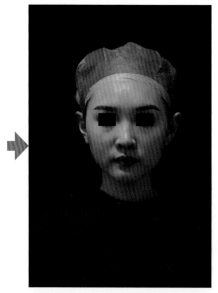

图 10-6-G　术后

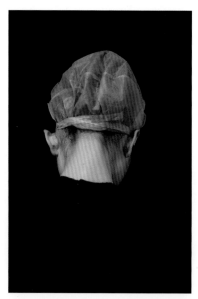

图 10-6-H　术后

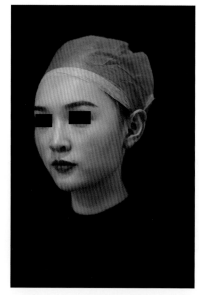

图 10-6-I　术后

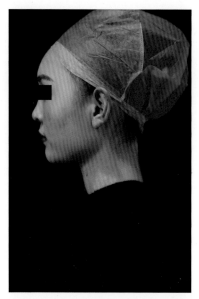

图 10-6-J　术后

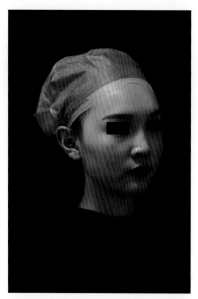

图 10-6-K　术后

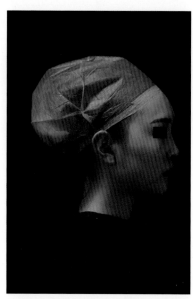

图 10-6-L　术后

案例六：

该求美者既往耳部无玻尿酸注射填充史。此次选用艾莉薇风尚款 7 支注射填充耳部。左侧 3mL，右侧 4mL。术前照片：**图 10-7-A~ 图 10-7-F**。术后照片：**图 10-7-G~ 图 10-7-L**。

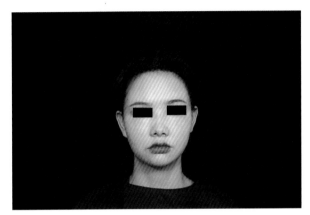

图 10-7-A　术前

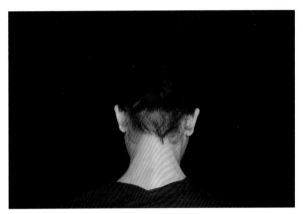

图 10-7-B　术前

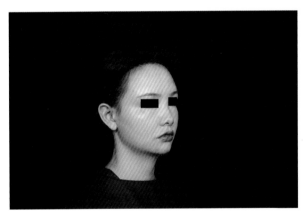

图 10-7-C　术前

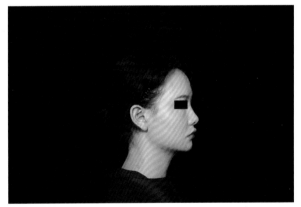

图 10-7-D　术前

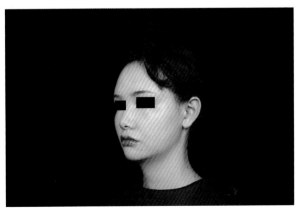

图 10-7-E　术前

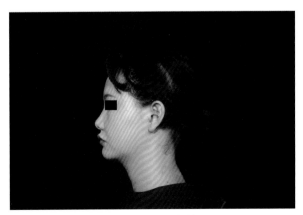

图 10-7-F　术前

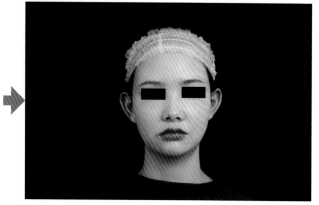

图 10-7-G　术后

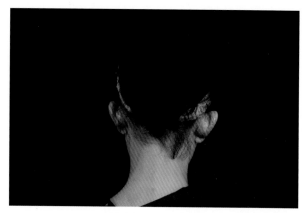

图 10-7-H　术后

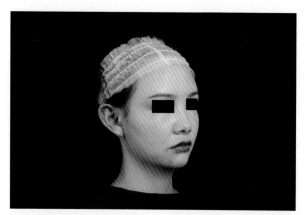

图 10-7-I　术后

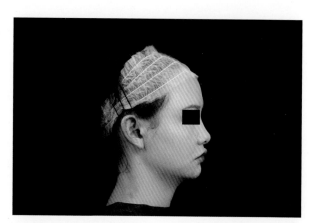

图 10-7-J　术后

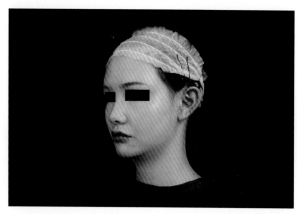

图 10-7-K　术后

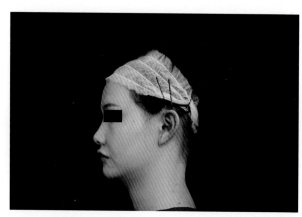

图 10-7-L　术后

第十一章
上睑凹陷注射美容

求美者的选择

（1）上睑凹陷、重睑形态欠佳的求美者均可以注射。

（2）上睑凹陷伴上睑下垂的求美者不适合进行上睑填充。

填充剂的选择

可选择嗨体或嗨体熊猫针、胶原蛋白、自体脂肪进行填充。

注射方法图解

（1）进针点：位于外眦垂直线向上 1cm 左右（**图 11-1-A**、**图 11-1-C**）。

（2）针头的选择：选用 27G 的钝针进行操作。

（3）钝针进针时，可用辅助手轻轻绷紧眉尾皮肤，方便进针（**图 11-1-B)**。

（4）既往做过双眼皮或注射过填充剂的求美者，用钝针进行剥离平铺时，操作要轻柔，避免上睑出血肿胀（**图 11-1-D)**。

（5）注射后一只手食指及中指上抬眉毛，填充剂会往眶上缘处移动。另一只手食指将填充剂向眶上缘处进行按压塑形（**图 11-1-E)**。

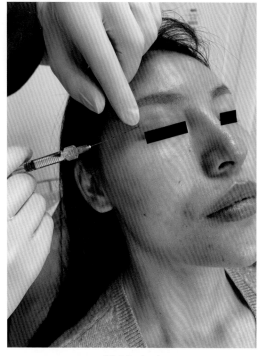

图 11-1-A

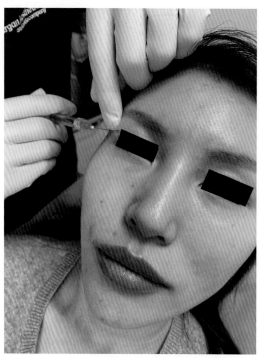

图 11-1-B

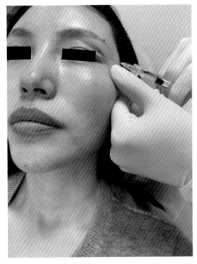

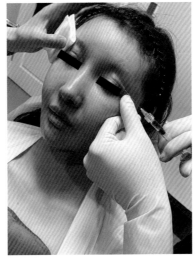

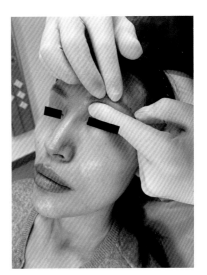

图 11-1-C　　　　　　　　　　图 11-1-D　　　　　　　　　　图 11-1-E

操作步骤

术前评估：上睑有无注射填充史，评估双侧上睑凹陷程度是否一致，评估是否有上睑下垂。

麻醉：填充剂中用钝针添加少量利多卡因，钝针针头充满麻药即可。

注射层次：主要注射在眶隔上层或皮下脂肪层注射少量。填充剂不要进入眶隔内。

注射顺序：先注射眶上缘内侧凹陷处，剂量宜少。再注射眶上缘中间及外侧处，剂量比内侧稍多。最后注射重睑线上方的区域，此区域的注射边钝性剥离，边少量注射。

注射量：一侧剂量一般不超过 1mL。

注意事项

上睑凹陷填充时，可以边填充边观察，宁少勿多。

注射时，嘱求美者平视前方，方便医师进行操作及判断注射剂量。

注射时，钝针不要超过重睑线的下方。

案例展示

案例一：

　　该求美者 1 年前曾在我院选用嗨体 1.5mL（1 支）注射填充上睑。左侧 0.8mL，右侧 0.7mL。此次选用嗨体熊猫针 1 支注射填充上睑。左右各 0.5mL。术前照片：**图 11-2-A~ 图 11-2-C**，术后照片：**图 11-2-D~ 图 11-2-F**。

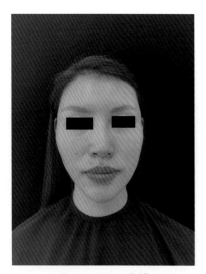
图 11-2-A　术前

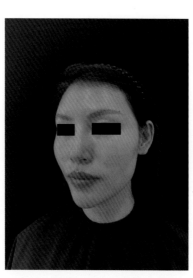
图 11-2-B　术前

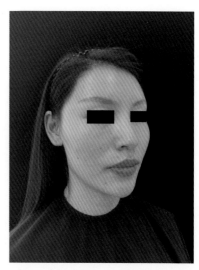
图 11-2-C　术前

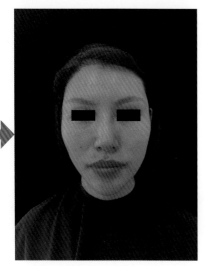
图 11-2-D　术后

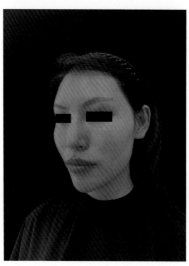
图 11-2-E　术后

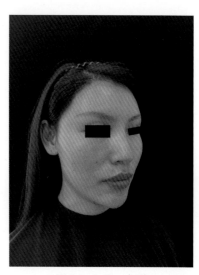
图 11-2-F　术后

案例二：

该求美者既往在外院行重睑皮术全切，此次上睑注射填充时，瘢痕粘连较重。选用嗨体熊猫针 1 支注射填充上睑，左右各 0.5mL。术前照片：**图 11-3-A~ 图 11-3-C**，术后照片：图 **11-3-D~ 图 11-3-F**。

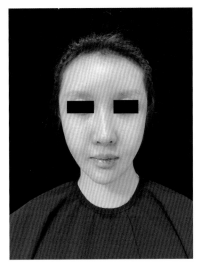
图 11-3-A　术前

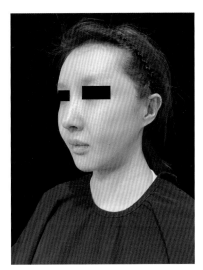
图 11-3-B　术前

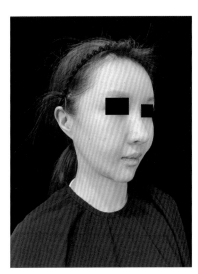
图 11-3-C　术前

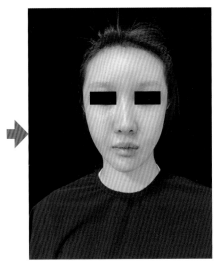
图 11-3-D　术后

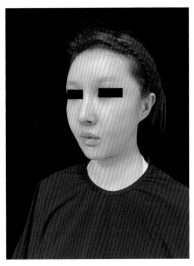
图 11-3-E　术后

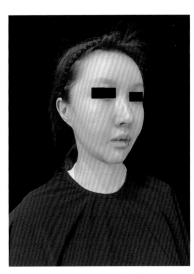
图 11-3-F　术后

案例三：

该求美者既往无注射填充史。此次选用嗨体熊猫针 2 支注射填充上睑，左右各 1mL。选用海魅 2 支注射填充眉弓，左右各 1mL。选用海魅 0.5mL 注射填充眉心。选用娇兰 2 支注射填充面颊，左右各 1mL。选用乔雅登雅致 1 支注射填充鼻唇沟，左右各 0.4mL。术前照片：**图 11-4-A~ 图 11-4-C**。术后照片：**图 11-4-D~ 图 11-4-F**。

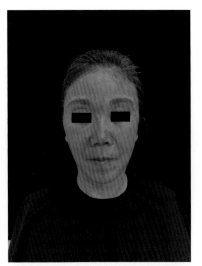
图 11-4-A　术前

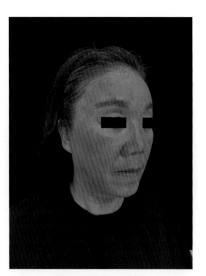
图 11-4-B　术前

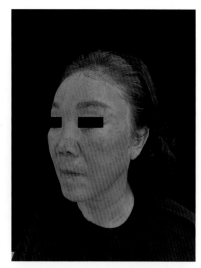
图 11-4-C　术前

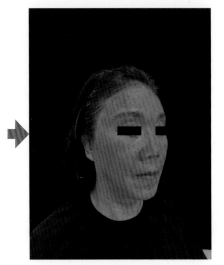
图 11-4-D　术后

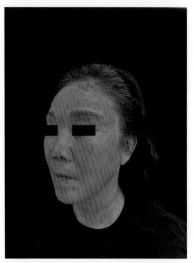
图 11-4-E　术后

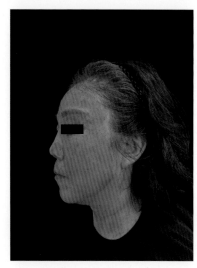
图 11-4-F　术后

案例四：

　　该求美者 2 年前在我院行上睑松弛矫正术，1 年前用娇兰 1 支注射填充泪沟，上睑无注射填充史。此次选用嗨体熊猫针 1 支注射填充上睑，左右各 0.5mL。选用肤丽美胶原蛋白 1 支注射填充泪沟，左右各 0.5mL。术前照片：**图 11-5-A~ 图 11-5-C**。术后照片：**图 11-5-D~ 图 11-5-F**。

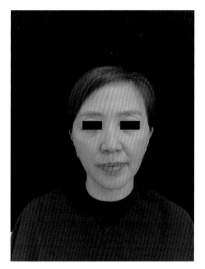

图 11-5-A　术前

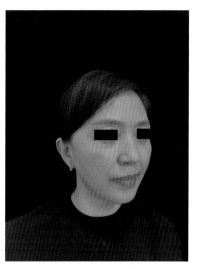

图 11-5-B　术前

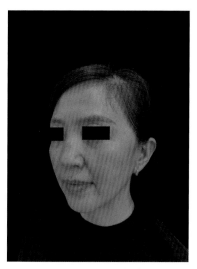

图 11-5-C　术前

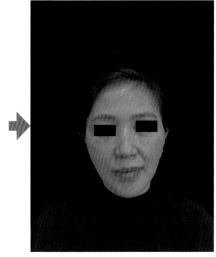

图 11-5-D　术后

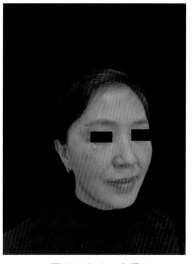

图 11-5-E　术后

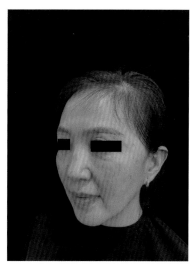

图 11-5-F　术后

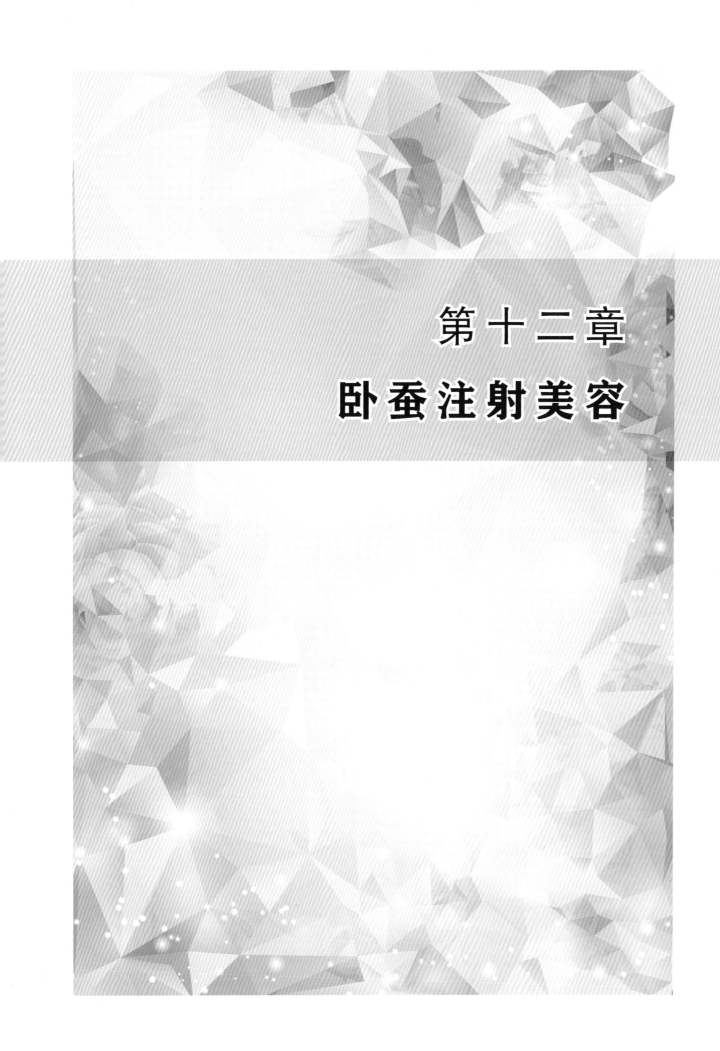

第十二章

卧蚕注射美容

求美者的选择

（1）下睑皮肤弹性较好的年轻求美者。

（2）眼睛大小适中的求美者。

（3）眼袋较大或做过外切眼袋的求美者避免进行注射。

填充剂的选择

实践表明，选择较软的填充剂如瑞蓝 2 号、伊婉 C 等产品时，容易导致填充剂变形、移位。可选择抗移位能力强、塑形性好、较硬的填充剂，如乔雅登极致、丰颜、海魅、伊婉致美等。

注射方法图解

（1）进针点的选择：下睑的睑缘靠近外眦处（**图 12-1-A**、**图 12-1-F**）。

（2）针头的选择：选择 27G 钝针。

（3）破皮针选择：1mL 注射器针头。

（4）单侧注射完毕后，可用手指进行适当塑形（**图 12-1-E**）。

（5）不好进针时，可用辅助手绷紧眼尾皮肤，方便进针（**图 12-1-B**、**图 12-1-G**）。

操作步骤

术前评估：求美者既往是否注射过卧蚕。在静止状态和微笑状态下，从正位或侧位等角度评估求美者本身是否有卧蚕，及其大小，用记号笔标出填充范围。

消毒：用施乐氏进行下睑部的消毒。

麻醉：玻尿酸中加入少量利多卡因，27G 钝针带一点麻药即可。

注射层次：皮下层，既可见针体，又可见针色（**图 12-1-C**、**图 12-1-H**）。

注射顺序：27G 钝针从下睑内侧退行性注射（**图 12-1-D**、**图 12-1-I**、**图 12-1-J**）。

注射量：一定要宁少勿多，一侧 0.05mL 即可，一般一侧不超过 0.1mL。

注意事项

（1）当钝针注射未达到满意效果时，可用棉签在下睑结膜内进行轻柔按压塑形。当注射量过多时，可采样上述方法，用棉签挤压排除一部分玻尿酸（**图 12-1-K**、**图 12-1-L**）。

（2）注射时求美者尽量保持坐位，注射时钝针的针尖斜面向上。

（3）反复和求美者沟通，注射后静态状态下和微笑时都会有卧蚕。

（4）推注时，要注意退针注射的连续性。不要断断续续地注射。

（5）卧蚕注射后的形态保持内细外粗，自然过渡。

（6）注射时，嘱求美者睁开眼睛，看正前方，这样医师更好判断注射的剂量。

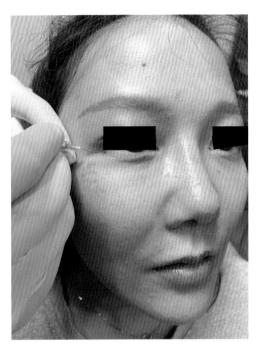

图 12-1-A

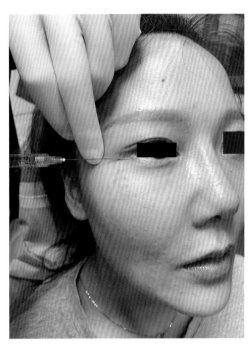

图 12-1-B

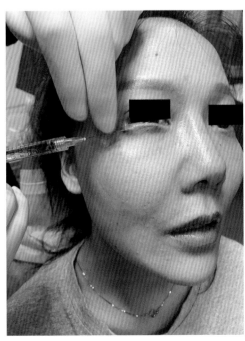

图 12-1-C

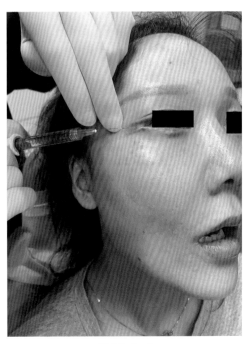

图 12-1-D

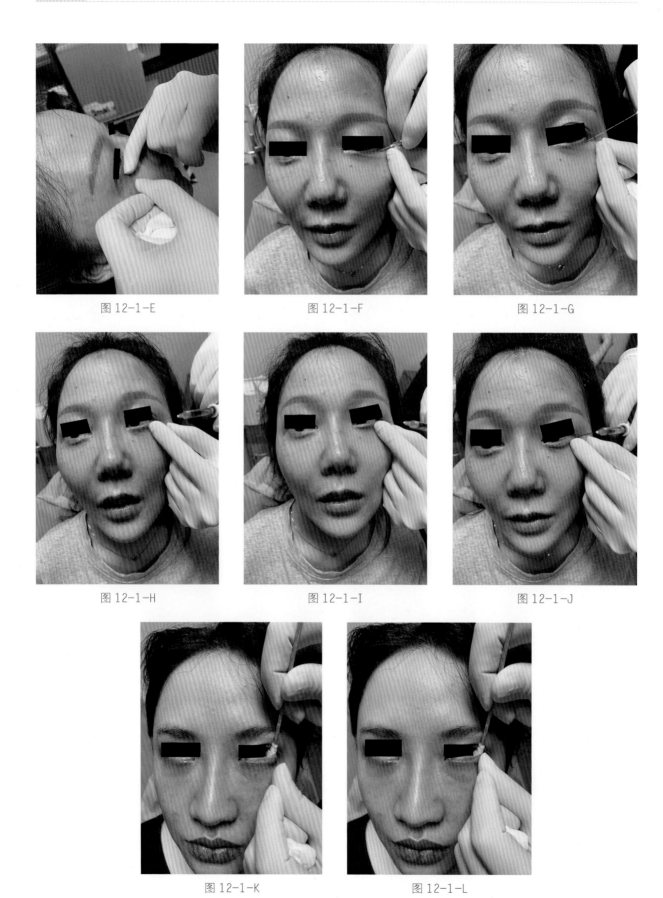

图 12-1-E　　　　　　　　图 12-1-F　　　　　　　　图 12-1-G

图 12-1-H　　　　　　　　图 12-1-I　　　　　　　　图 12-1-J

图 12-1-K　　　　　　　　图 12-1-L

案例展示

案例一：

该求美者既往卧蚕无注射填充史。此次选用乔雅登极致 1 支注射填充卧蚕。左右各 0.1mL。

术前照片：**图 12-2-A~图 12-2-C**。术后照片：**图 12-2-D~图 12-2-F**。

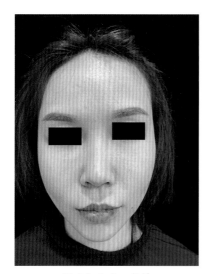
图 12-2-A 术前

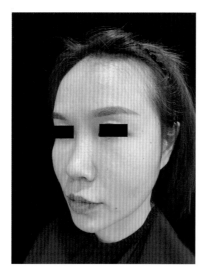
图 12-2-B 术前

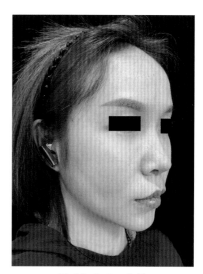
图 12-2-C 术前

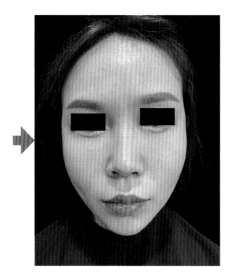
图 12-2-D 术后

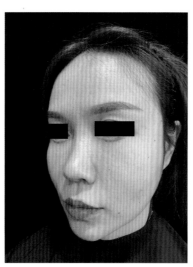
图 12-2-E 术后

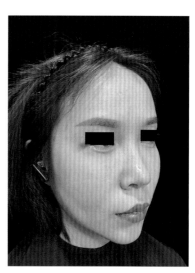
图 12-2-F 术后

案例二：

　　该求美者既往无卧蚕注射填充史。此次选用乔雅登雅致 1 支注射填充卧蚕，左右各 0.1mL。剩余玻尿酸 0.2mL 注射填充下唇，0.4mL 注射填充下颏。术前照片：**图 12-3-A～ 图 12-3-C**。术后照片：**图 12-3-D～ 图 12-3-F**。

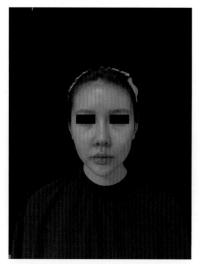
图 12-3-A　术前

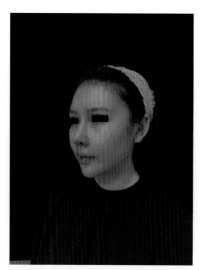
图 12-3-B　术前

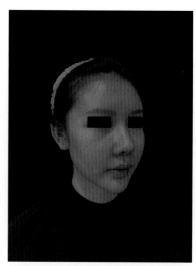
图 12-3-C　术前

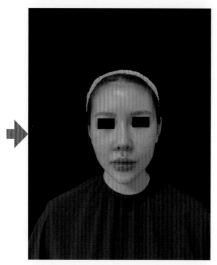
图 12-3-D　术后

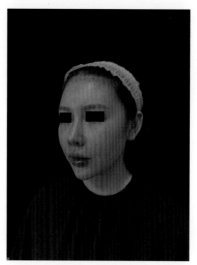
图 12-3-E　术后

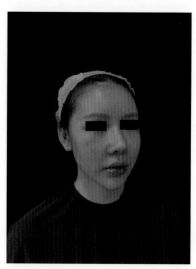
图 12-3-F　术后

案例三：

　　该求美者既往无卧蚕注射填充史。此次选用乔雅登极致 1 支注射填充卧蚕，左右各 0.1mL。剩余 0.6mL 注射填充唇部。术前照片：**图 12-4-A~ 图 12-4-C**。术后照片：**图 12-4-D~ 图 12-4-F**。

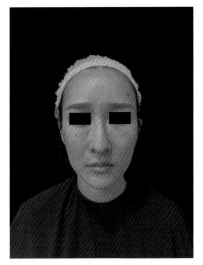
图 12-4-A　术前

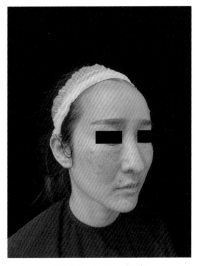
图 12-4-B　术前

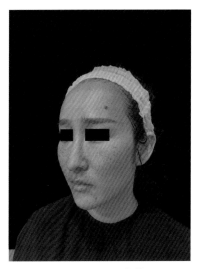
图 12-4-C　术前

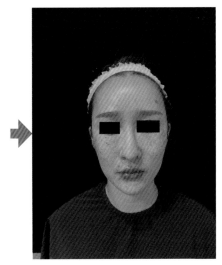
图 12-4-D

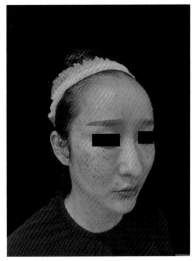
图 12-4-E

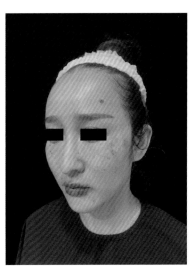
图 12-4-F

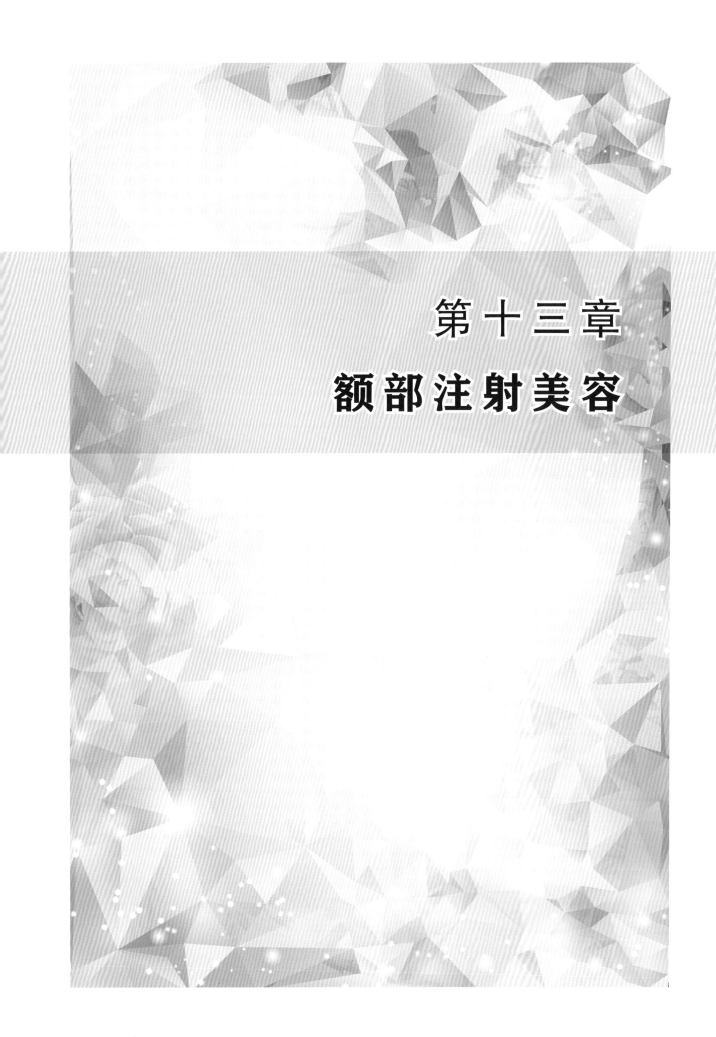

第十三章
额部注射美容

求美者的选择

额部线条不流畅、凹陷的求美者适合进行填充。

填充剂的选择

可选择支撑性好或黏滞度强的产品如爱贝芙。额部整体较薄，选择延展性好、易平铺、抗移位能力强的产品如乔雅登极致、海魅、娇兰。尽量保证额部填充后的平整度。

注射方法图解

（1）一般选择 3 个进针点，额颞交界处即眉尾的上方、额部中线与发际线交界的下方。额部较宽大或凹凸不平严重时，可增加几个注射点（**图 13-1-A**、**图 13-1-E**、**图 13-1-I**）。

（2）操作时，顿针平铺时与额部血管走行成一定角度，可降低损伤血管的风险（**图 13-1-B**、**图 13-1-C**、**图 13-1-F**、**图 13-1-G**、**图 13-1-J**、**图 13-1-K**、**图 13-1-L**）。

操作步骤

术前评估：求美者既往有无额部填充史。从正位或侧位等角度评估额部凹陷或不平整的部位，用记号笔标出填充部位。

消毒：用碘伏进行额部消毒。该部位注射面积大，时间久，建议用碘伏消毒。

麻醉：额部填充前，仅使用表面麻药膏效果欠佳。可用 25G 顿针，于眉尾处进针，在眉弓下，行眶上神经、滑车上神经阻滞麻醉。

注射层次：帽状腱膜下骨膜上层。一般宁深勿浅。

注射顺序：先填充额部凹陷最明显处，再整体评估，填充需要衔接的位置。

注射量：一般宁少勿多，打造的是平滑、柔和的弧线，而不是单纯增加额部的突出度。需要考虑到额颞部的凹陷程度及鼻根的高低。

注意事项

（1）额部面积大，整体组织偏薄。注射后应均匀按摩，保持平整（**图 13-1-D**、**图 13-1-H**）。由于玻尿酸的吸水特性，导致术后额头出现不平整，最好 3 周以后补充注射。

（2）根据玻尿酸品牌选用 23G 或 25G 顿针进行注射，动作轻柔、缓慢，切忌暴力，尽量避免损伤血管。

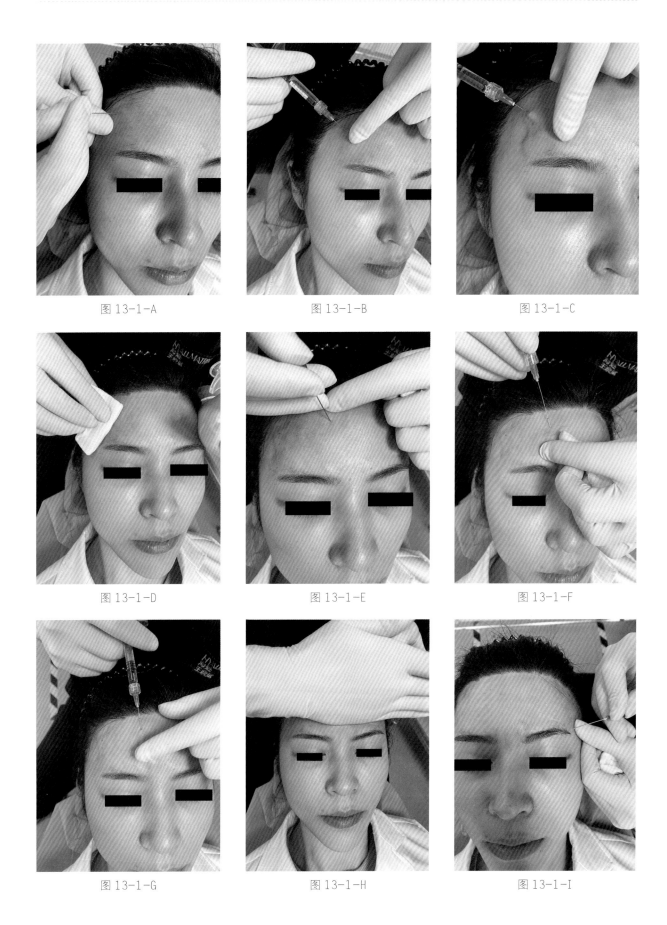

图 13-1-A

图 13-1-B

图 13-1-C

图 13-1-D

图 13-1-E

图 13-1-F

图 13-1-G

图 13-1-H

图 13-1-I

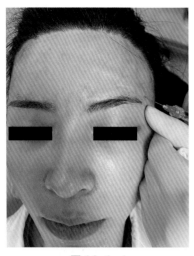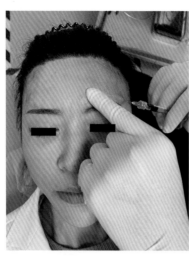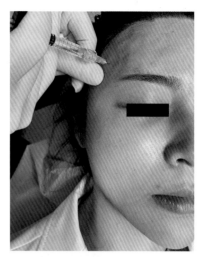

图 13-1-J　　　　　　　　　图 13-1-K　　　　　　　　　图 13-1-L

（3）注射过程中，观察求美者临床表现，如有头发牵扯感或疼痛加剧，有可能钝针接触到眶上神经或血管，应停止操作，密切观察。按压观察后，调整注射层次。

（4）求美者平躺时操作更方便。

（5）额部肌肉活动频繁的求美者，联合肉毒素治疗，可能减少填充剂的移位及减缓填充剂的吸收。

（6）注意识别额部危险区，在眉弓上方、眉尾处及额颞交界处适量注射。

案例展示

案例一：

该求美者既往无额部填充史。此次选用乔雅登极致 2 支注射填充额部。术前照片：**图 13-2-A~ 图 13-2-E**。术后照片：**图 13-2-F~ 图 13-2-J**。

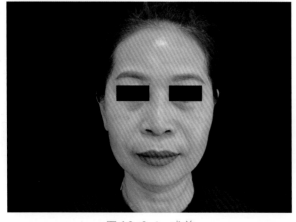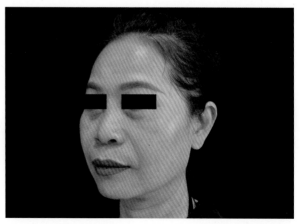

图 13-2-A　术前　　　　　　　　　图 13-2-B　术前

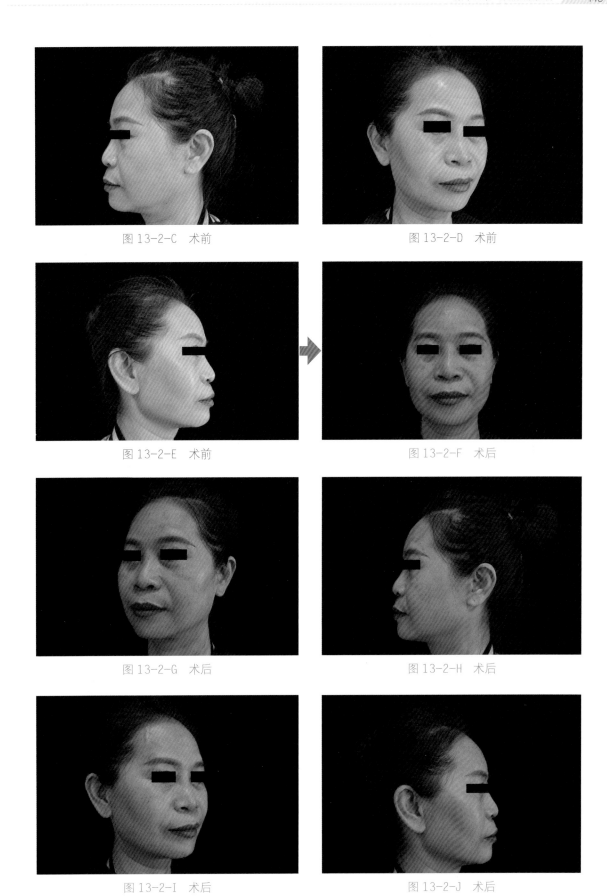

图 13-2-C　术前

图 13-2-D　术前

图 13-2-E　术前

图 13-2-F　术后

图 13-2-G　术后

图 13-2-H　术后

图 13-2-I　术后

图 13-2-J　术后

案例二：

该求美者既往在外院注射填充过额部，具体玻尿酸品牌及剂量不详。此次选用乔雅登极致2支注射填充额部。术前照片：**图 13-3-A**~ **图 13-3-C**。术后照片：**图 13-3-D**~ **图 13-3-F**。

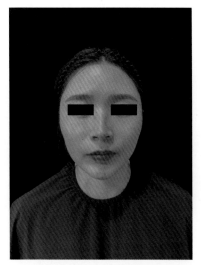
图 13-3-A　术前

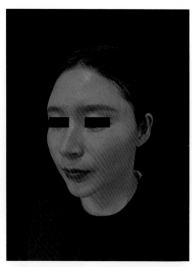
图 13-3-B　术前

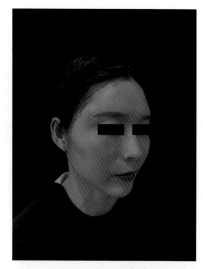
图 13-3-C　术前

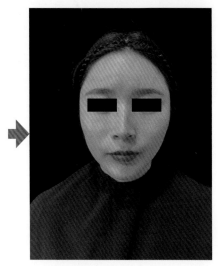
图 13-3-D　术后

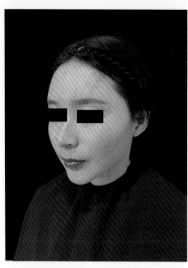
图 13-3-E　术后

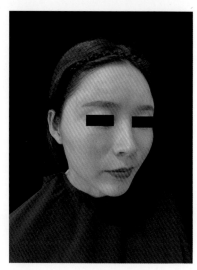
图 13-3-F　术后

案例三：

该求美者既往额部注射过娇兰，具体剂量不详。此次选用海魅1支（1mL）补充注射额部。选用爱贝芙2支注射填充鼻部，此次鼻部为第三次注射爱贝芙。术前照片：**图13-4-A~图13-4-E**。术后照片：**图13-4-F~图13-4-J**。

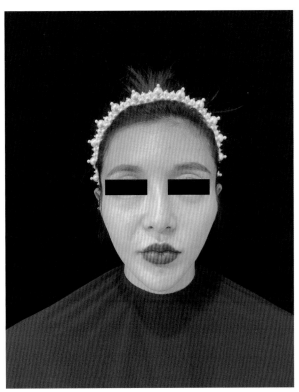

图13-4-A 术前

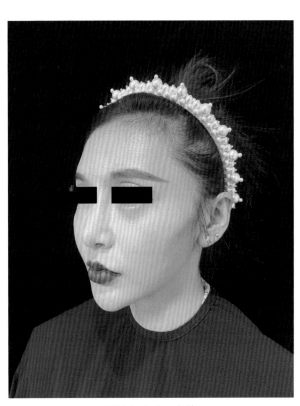

图13-4-B 术前

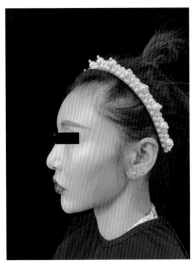

图13-4-C 术前

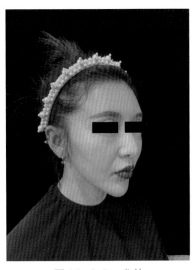

图13-4-D 术前

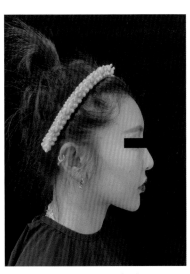

图13-4-E 术前

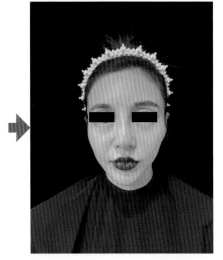
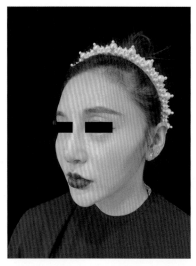
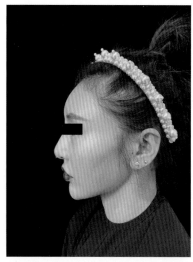

图 13-4-F　术后　　　　　　　　　图 13-4-G　术后　　　　　　　　　图 13-4-H　术后

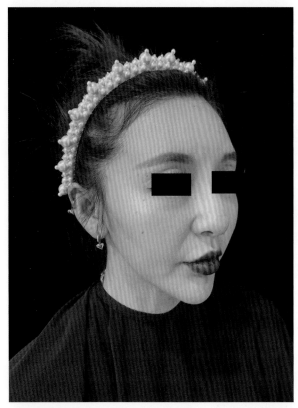
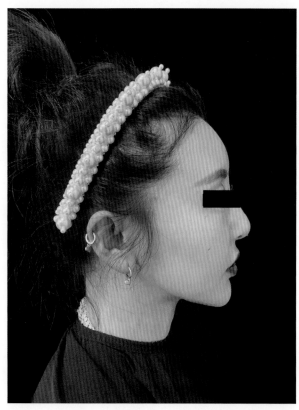

图 13-4-I　术后　　　　　　　　　　　　　　　图 13-4-J　术后

案例四：

该求美者既往额部无注射填充史。此次选用润致 6 支注射填充额部。术前照片：**图 13-5- A~ 图 13-5-E**。术后照片：**图 13-5-F~ 图 13-5-J**。

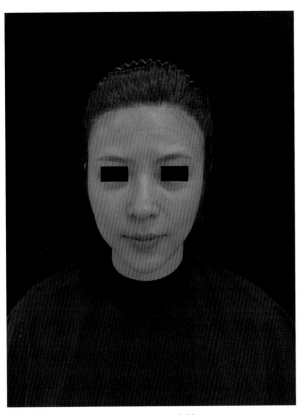

图 13-5-A 术前

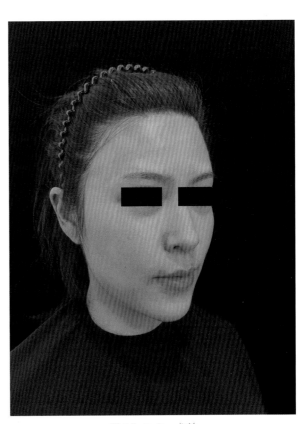

图 13-5-B 术前

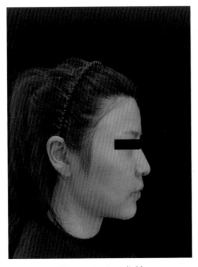

图 13-5-C 术前

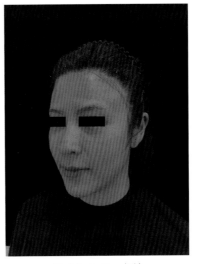

图 13-5-D 术前

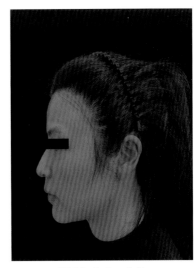

图 13-5-E 术前

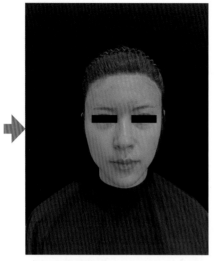

图 13-5-F　术后

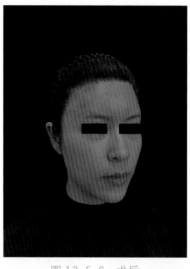

图 13-5-G　术后

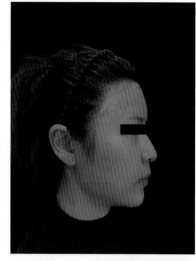

图 13-5-H　术后

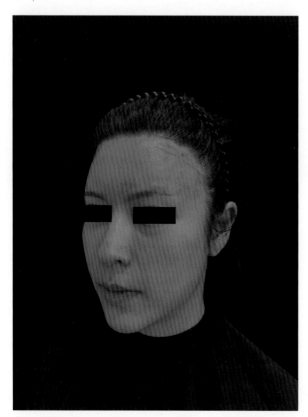

图 13-5-I　术后

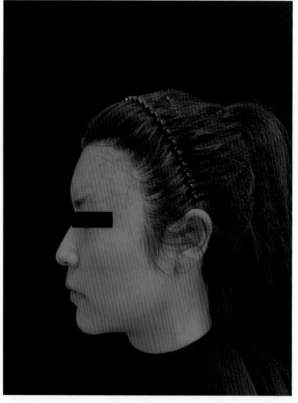

图 13-5-J　术后

第十四章
木偶纹注射美容

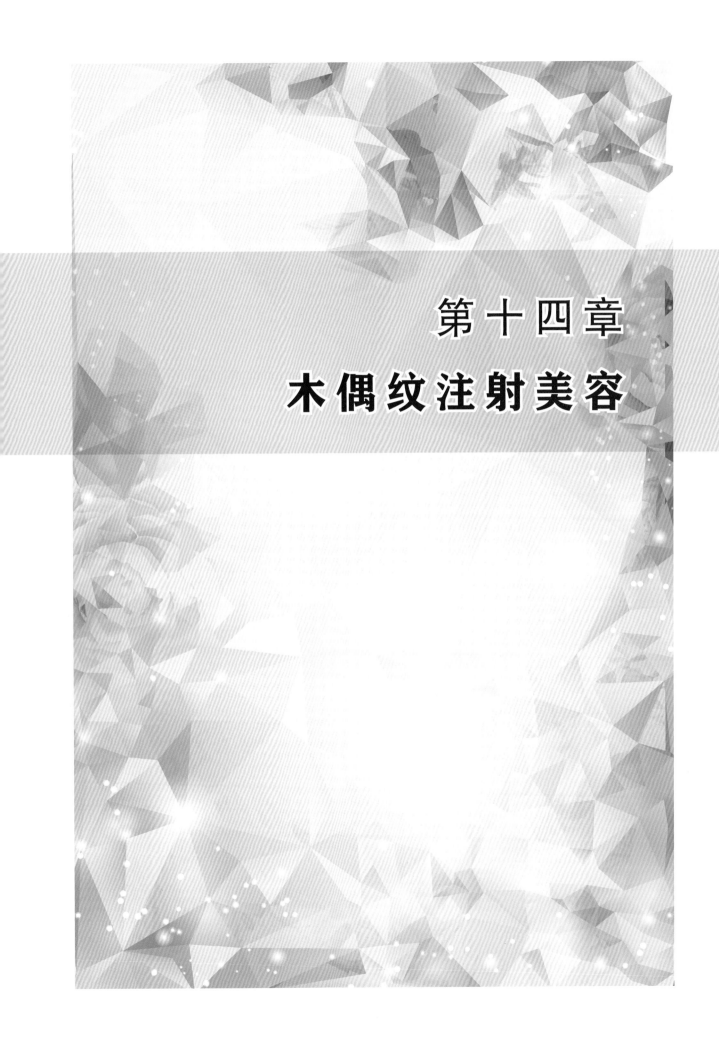

求美者的选择

（1）需要改善木偶纹的求美者。

（2）口角下垂的求美者。

填充剂的选择

可选择延展性好、支撑性较强的玻尿酸，如乔雅登极致、乔雅登雅致、海魅、致美等。

注射方法图解

（1）针头：27G 锐针

（2）注射区域：木偶纹内侧。

（3）辅助手在下颌处寻求支撑，注射手在辅助手上寻求支撑，保持注射时的稳定性（**图 14-1-A~图 14-1-D**）。

（4）麻醉：可在注射区域敷麻药膏 30min，玻尿酸中加入少许麻药即可。

（5）注射后为保证注射区域的平整性，可适当塑形（**图 14-1-E、图 14-1-F**）。

操作步骤

消毒：用施乐氏进行消毒。

术前评估：①木偶纹两侧是否对称。②木偶纹的严重程度。③既往有无木偶纹填充史。

注射层次：皮下脂肪层、真皮深层

注射顺序：从上向下依次注射。单点剂量切忌太多，一般不超过 0.1mL。

注射量：注射总量一般不超过 1mL。

注意事项

（1）动态情况下木偶纹较严重的求美者，可在降口角肌处注射少量肉毒素，一侧降口角肌上下各 2U，总过 8U。

（2）木偶纹较深的求美者，注射时需要深层和浅层同时注射，对于较浅的细纹，用锐针在真皮层进行线性退行性注射。

（3）对于木偶纹明显，下颌软组织过多或松垂严重的求美者，可先行线雕或手术提升，改善松垂，再进行木偶纹的填充治疗。

（4）注射完成后，辅助手在口腔内，与注射手一起进行轻柔按压及塑形，保证其平整性。

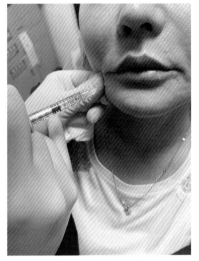

图 14-1-A

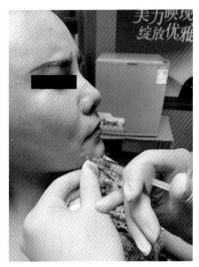

图 14-1-B

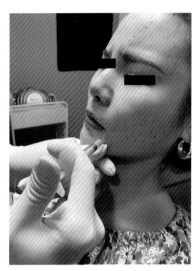

图 14-1-C

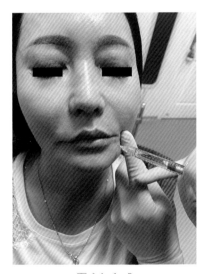

图 14-1-D

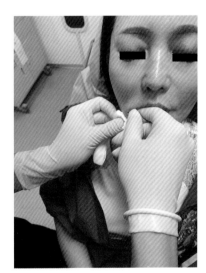

图 14-1-E

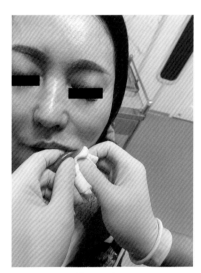

图 14-1-F

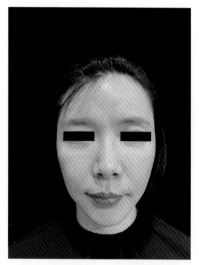

案例展示

案例：

　　该求美者 43 岁女性，2 年前在我院用乔雅登极致 1 支注射填充过木偶纹。此次再次选用乔雅登极致 1 支填充木偶纹，左右各 0.4mL，选用乔雅登丰颜 1mL 注射填充鼻唇沟，鼻唇沟左右各 0.5mL。术前照片：**图 14-2-A~ 图 14-2-C**。术后照片：**图 14-2-D~ 图 14-2-F**。

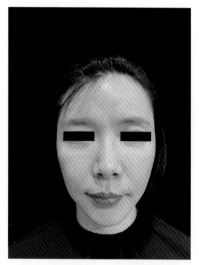
图 14-2-A　术前

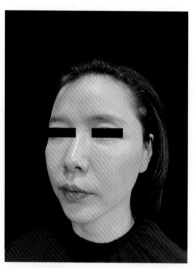
图 14-2-B　术前

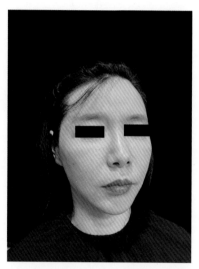
图 14-2-C　术前

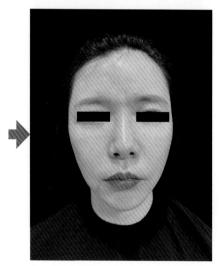
图 14-2-D　术后

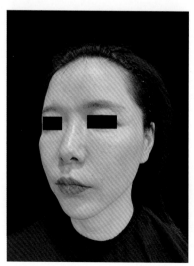
图 14-2-E　术后

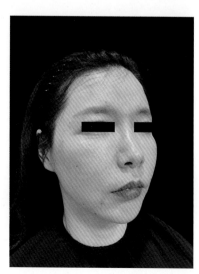
图 14-2-F　术后

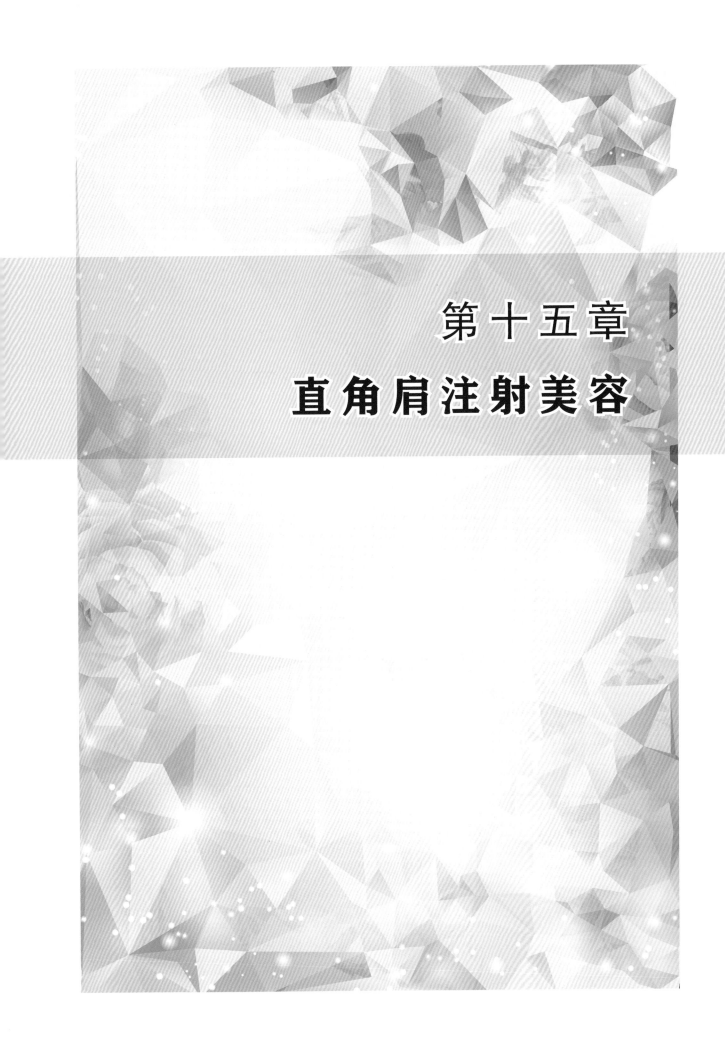

第十五章
直角肩注射美容

求美者的选择

对自己肩部形态不满意的求美者。

填充剂的选择

可选择支撑性好、塑形性强的填充剂如乔雅登丰颜、乔雅登极致、海魅、艾莉薇、致美等。

注射方法图解

进针点：根据求美者的具体情况，在三角肌附近选择破皮点（**图 15-1-A**）。

破皮针：选择 5mL 注射器针头。

钝针：选用 23G 钝针。

注射时可用辅助手的手指感受玻尿酸的注射剂量，注射时进行扇形平铺（**图 15-1-B~15-1-G**）。

注射完成后，可进行适当塑形，保证其平整性（**图 15-1-H**）。

操作步骤

术前评估：求美者既往有无肩部填充史。从正位、侧位评估肩部的情况。

消毒：用施乐氏进行消毒。

麻醉：玻尿酸中加入少许麻药，钝针内充满麻药即可。

注射层次：皮下脂肪层。

注意事项

（1）注射层次切忌过深，不能将填充剂注射入肌肉层。

（2）针对斜方肌发达的求美者，可联合瘦肩针治疗。

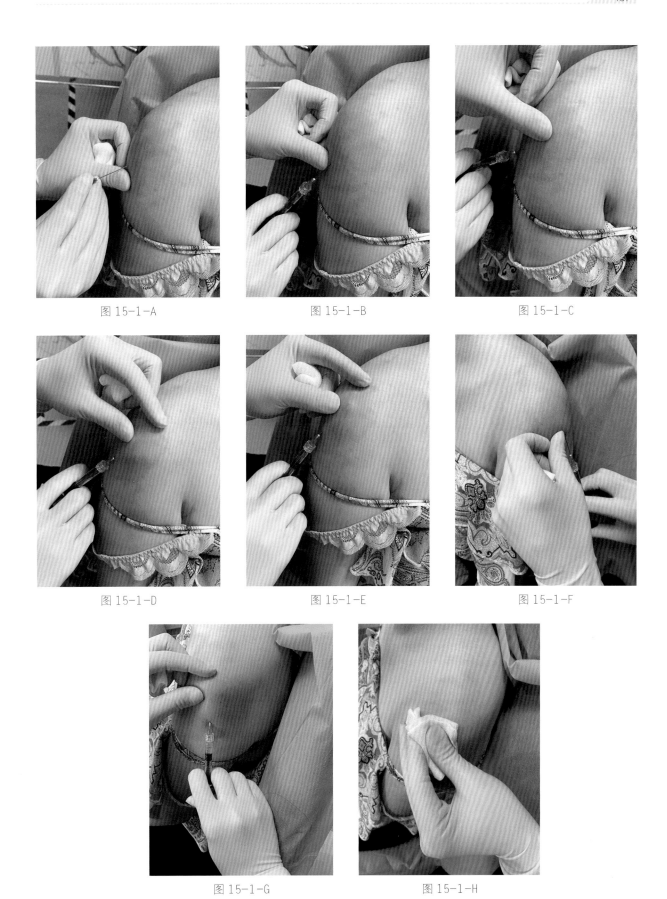

图 15-1-A

图 15-1-B

图 15-1-C

图 15-1-D

图 15-1-E

图 15-1-F

图 15-1-G

图 15-1-H

案例展示

案例一：

该求美者既往无肩部注射填充史。此次选用海魅 3 支（有 1 支为 0.5mL 规格）进行肩部注射填充，左右各 1.25mL。术前照片：**图 15-2-A**、**图 15-2-B**。术后照片：**图 15-2-C**、15-2-D。

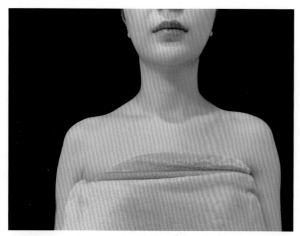

图 15-2-A　术前

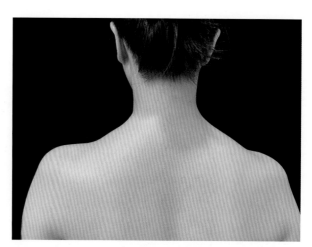

图 15-2-B　术前

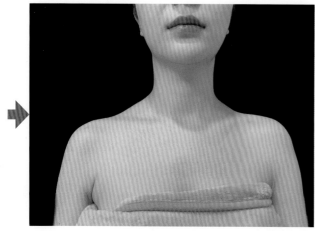

图 15-2-C　术后

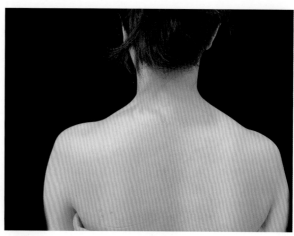

图 15-2-D　术后

案例二：

该求美者既往无肩部注射填充史。此次选用润致 8 支注射填充肩部。左右各 4mL。术前照片：**图 15-3-A~ 图 15-3-D**。术后照片：**图 15-3-E~ 图 15-3-H**。

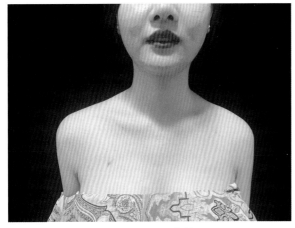

图 15-3-A 术前

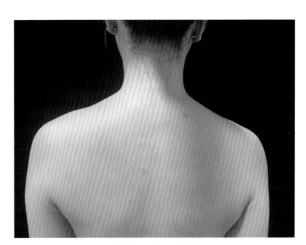

图 15-3-B 术前

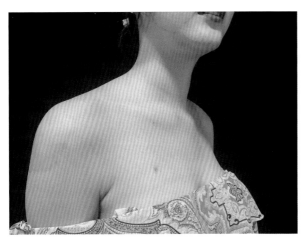

图 15-3-C 术前

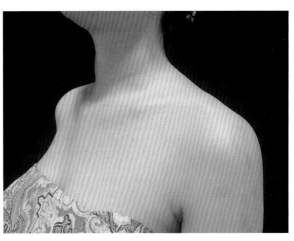

图 15-3-D 术前

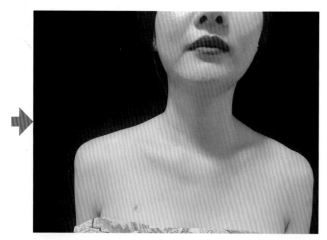

图 15-3-E　术后

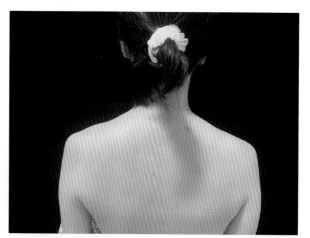

图 15-3-F　术后

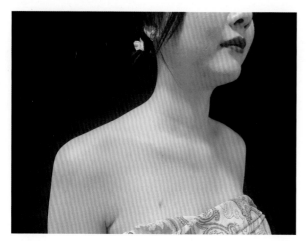

图 15-3-G　术后

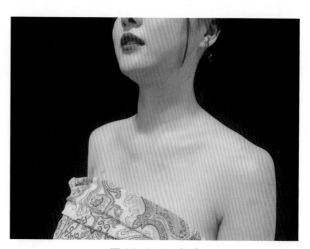

图 15-3-H　术后